Grön Gastronomi

En Resa mot Hälsosam Plantbaserad Matlagning

Sofia Andersson

Innehåll

Introduktion 9

morot energibollar 13

Krispiga sötpotatisbitar 15

Bakade glaserade unga morötter 17

Bakade grönkålschips 19

Cashew ostdipp 21

Peppar hummussås 23

traditionell libanesisk mutabal 26

Bakade kikärter i indisk stil 28

Avokado med tahinisås 30

Sweet Potato Tater Tots 32

Rostad paprika och tomatsås 34

klassisk festmix 36

Vitlök och olivolja crostini 38

Klassiska veganska köttbullar 39

Balsamicorostad palsternacka 41

traditionell baba ganoush 44

Jordnötssmörbett 46

Rostad blomkålsås 47

Enkla zucchinirullar 49

Chipotle pommes frites ... 51

Cannellini bönsås ... 53

Rostad blomkål med kryddor ... 55

lätt libanesisk tum ... 58

Avokado med kryddig ingefäradressing ... 60

Kikärtssnackmix ... 62

Muhammarasås med tillsats ... 64

Spenat-, kikärts- och vitlökscrostini ... 66

Svamp och cannellini "köttbullar". ... 69

Gurkrullar med hummus ... 71

Fyllda Jalapeño Bites ... 72

Mexikanska lökringar ... 74

Rostade rotfrukter ... 76

Hummussås i indisk stil ... 78

Morot och bakad bönsås ... 80

Snabb och enkel zucchini sushi ... 82

Körsbärstomater med hummus ... 84

Svamp bakade i ugnen ... 86

grönkålschips utan ost ... 89

Avokadobåtar med hummus ... 91

Nacho fyllda svampar ... 93

Salladswraps med hummus och avokado ... 95

Bakad brysselkål 97

Poblano Sweet Potato Poppers 99

Bakade zucchinichips 101

äkta libanesisk sås 103

Veganska havregrynsköttbullar 105

Paprikafritter med mangosås 107

Kryddig rosmarinbroccolibuketter 109

Krispiga bakade rödbetschips 111

Klassisk linssoppa med mangold 114

Kryddig vinter Farro Soppa 116

Lång kikärtssallad 118

Linssallad i medelhavsstil 120

Rostad sparris och avokadosallad 122

Grönbönor sallad med pinjenötter 124

Cannellini bönsoppa med grönkål 126

. Krämig svampkräm 128

Äkta italiensk Panzanella sallad 130

Quinoa och svarta bönor sallad 132

Rik bulgursallad med örter 134

Klassisk rostad pepparsallad 138

Full vinterquinoasoppa 140

gröna linssallad 143

. Pumpasoppa med ekollon, kikärter och couscous 145

. Kålsoppa med vitlökscrostini 147

Grädde av gröna bönsoppa 150

Traditionell fransk löksoppa 152

. rostad morotssoppa 154

Italiensk Penne Pasta Sallad 156

Indisk Chana Chaat sallad 158

Thailändsk sallad med nudlar och tempeh 160

Klassisk broccolikräm 163

Marockansk lins- och russinsallad 166

Sparris och kikärtssallad 169

Gammaldags sallad med gröna bönor 172

Vinterbönsoppa 174

Italiensk cremini svampsoppa 176

Potatisgrädde med örter 179

Quinoa och avokadosallad 182

Tabbouleh sallad med tofu 185

Trädgårdspastasallad 187

Traditionell ukrainsk borsjtj 190

Beluga linssallad 193

Naansallad i indisk stil 195

Rostad pepparsallad i grekisk stil 197

Bön- och potatissoppa 200

Vinterquinoasallad med pickles 202

Rostad skogssvampsoppa 205

Gröna bönsoppa i medelhavsstil 208

Morotskräm 210

Nonna italiensk pizzasallad 213

Gyllene krämig grönsakssoppa 215

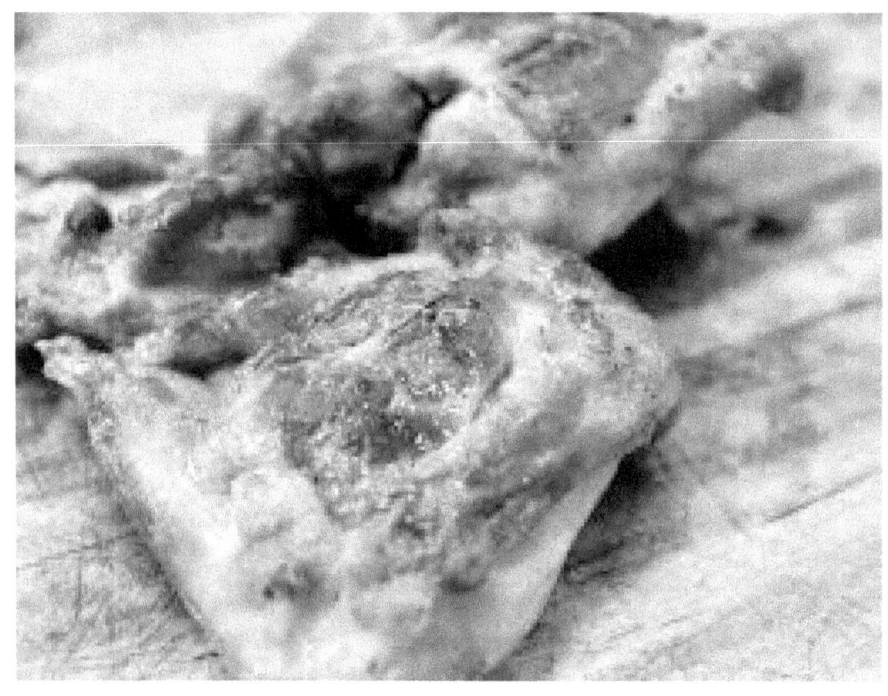

Introduktion

Fram till nyligen började fler och fler acceptera en växtbaserad kost. Vad som exakt lockade tiotals miljoner människor till denna livsstil är diskutabelt. Det finns dock växande bevis för att en i första hand växtbaserad livsstil leder till bättre viktkontroll och övergripande hälsa, fri från många kroniska sjukdomar. Vilka är hälsofördelarna med en växtbaserad kost? Det visar sig att en växtbaserad kost är en av de hälsosammaste dieterna i världen. En hälsosam vegansk kost innehåller massor av färskvaror, fullkorn, baljväxter och hälsosamma fetter som frön och nötter. De är rika på antioxidanter, mineraler, vitaminer och kostfibrer. Aktuell vetenskaplig forskning visar att högre konsumtion av växtbaserad mat är förknippad med en lägre risk för dödlighet i tillstånd som hjärt- och kärlsjukdomar, typ 2-diabetes, högt blodtryck och fetma. Veganska dietplaner är ofta baserade på hälsosam mat, och undviker animaliska produkter laddade med antibiotika, tillsatser och hormoner. Dessutom kan konsumtionen av ett högre förhållande av essentiella aminosyror jämfört med animaliska proteiner vara skadligt för människors hälsa. Med tanke på att animaliska produkter innehåller mycket mer fett än växtbaserade livsmedel, är det ingen överraskning att studier har visat att köttätare har nio gånger så hög fetma än veganer. Detta för oss till nästa punkt, en av de största fördelarna med en vegansk kost: viktminskning. Medan många människor väljer att leva ett veganskt liv av etiska skäl, kan enbart kosten hjälpa dig att uppnå dina viktminskningsmål. Om du kämpar för att gå ner i vikt, överväg en växtbaserad kost. Hur exakt? Som vegan kommer du att dra ner på kaloririka livsmedel som fetthaltiga mejeriprodukter, fet fisk, fläsk och andra livsmedel som innehåller kolesterol som ägg. Försök att ersätta dessa livsmedel med alternativ rika på fibrer och protein som kommer att hålla dig mätt längre. Nyckeln är att fokusera på rena, naturliga, näringsrika livsmedel och undvika tomma kalorier som socker, mättat fett och högt bearbetade livsmedel. Här är några knep som har hjälpt mig att hålla min vikt på en vegansk kost i flera år. Jag äter grönsaker som huvudrätt; Jag konsumerar bra fetter i måttliga mängder - bra fett som olivolja gör dig inte fet-; Jag tränar regelbundet och lagar mat hemma. Njut av!

morot energibollar

(Färdig på cirka 10 minuter + kylningstid | 8 serveringar)

Per portion: Kalorier: 495; Fetter: 21,1 g; Kolhydrater: 58,4g; Proteiner: 22,1g

Ingredienser

1 stor morot, riven morot

1 ½ dl gammaldags havre

1 kopp russin

1 dl urkärnade dadlar

1 dl kokosflingor

1/4 tsk mald kryddnejlika

1/2 tsk mald kanel

Adresser

Mixa alla ingredienser i en matberedare tills det är slätt och kladdigt.

Forma degen till lika stora bollar.

Kyl till servering. Att tycka om!

Krispiga sötpotatisbitar

(Färdig på cirka 25 minuter + kyltid | För 4 personer)

Per portion: Kalorier: 215; Fetter: 4,5 g; Kolhydrater: 35g; Proteiner: 8,7g

Ingredienser

4 sötpotatisar, skalade och rivna

2 chiaägg

1/4 kopp näringsjäst

2 matskedar tahini

2 matskedar kikärtsmjöl

1 tsk schalottenlökpulver

1 tsk vitlökspulver

1 tsk paprika

Havssalt och mald svartpeppar efter smak

Adresser

Börja med att förvärma ugnen till 395 grader F. Klä en bakplåt med bakplåtspapper eller en Silpat liner.

Blanda alla ingredienser väl tills allt är väl blandat.

Rulla degen till lika stora bollar och ställ dem i kylen i ca 1 timme.

Grädda dessa bollar i cirka 25 minuter, vänd dem halvvägs genom gräddningstiden. Att tycka om!

Bakade glaserade unga morötter

(Färdig på cirka 30 minuter | För 6 personer)

Per portion: Kalorier: 165; Fetter: 10,1 g; Kolhydrater: 16,5g; Proteiner: 1,4 g

Ingredienser

2 kilo unga morötter

1/4 kopp olivolja

1/4 kopp äppelcidervinäger

1/2 tsk röd paprikaflingor

Havssalt och nymalen svartpeppar efter smak

1 matsked agavesirap

2 matskedar sojasås

1 msk färsk koriander, hackad

Adresser

Börja med att förvärma ugnen till 395 grader F.

Blanda sedan morötterna med olivolja, vinäger, rödpeppar, salt, svartpeppar, agavesirap och sojasås.

Grilla morötterna i cirka 30 minuter, vänd på pannan en eller två gånger. Garnera med färsk koriander och servera. Att tycka om!

Bakade grönkålschips

(Färdig på cirka 20 minuter | För 8 personer)

Per portion: Kalorier: 65; Fetter: 3,9 g; Kolhydrater: 5,3g; Proteiner: 2,4g

Ingredienser

2 knippen grönkål, bladen separerade

2 matskedar olivolja

1/2 tsk senapsfrön

1/2 tsk sellerifrön

1/2 tsk torkad oregano

1/4 tsk malen spiskummin

1 tsk vitlökspulver

Grovt havssalt och mald svartpeppar efter smak

Adresser

Börja med att förvärma ugnen till 340 grader F. Klä en bakplåt med bakplåtspapper eller en Silpat-matta.

Kasta grönkålsbladen med resten av ingredienserna tills de är väl täckta.

Grädda i den förvärmda ugnen i cirka 13 minuter, vänd på pannan en eller två gånger. Att tycka om!

Cashew ostdipp

(Färdig på cirka 10 minuter | För 8 måltider)

Per portion: Kalorier: 115; Fetter: 8,6 g; Kolhydrater: 6,6g; Proteiner: 4,4g

Ingredienser

1 kopp råa cashewnötter

1 färskpressad citron

2 matskedar tahini

2 matskedar näringsjäst

1/2 tesked gurkmejapulver

1/2 tsk mald röd paprika

Havssalt och mald svartpeppar efter smak

Adresser

Lägg alla ingredienser i skålen på din multifunktionella matberedare. Mixa till en slät, krämig och slät. Om det behövs kan du tillsätta lite vatten för att tunna ut den.

Häll din sås i en serveringsskål; servera dem med grönsaksstavar, chips eller kex.

Att tycka om!

Peppar hummussås

(Färdig på cirka 10 minuter | För 10 portioner)

Per portion: Kalorier: 155; Fetter: 7,9 g; Kolhydrater: 17,4g; Proteiner: 5,9 g

Ingredienser

20 uns konserverade eller kokta kikärtor, avrunna

1/4 kopp tahini

2 hackade vitlöksklyftor

2 matskedar färskpressad citronsaft

1/2 dl kikärtsvätska

2 rostade röda paprikor, rensade från frön och skär i skivor

1/2 tsk paprika

1 tsk torkad basilika

Havssalt och mald svartpeppar efter smak

2 matskedar olivolja

Adresser

Blanda alla ingredienser, utom olja, i en mixer eller matberedare tills önskad konsistens uppnås.

Kyl till servering.

Om så önskas, servera med rostade pitabrödskivor eller chips. Att tycka om!

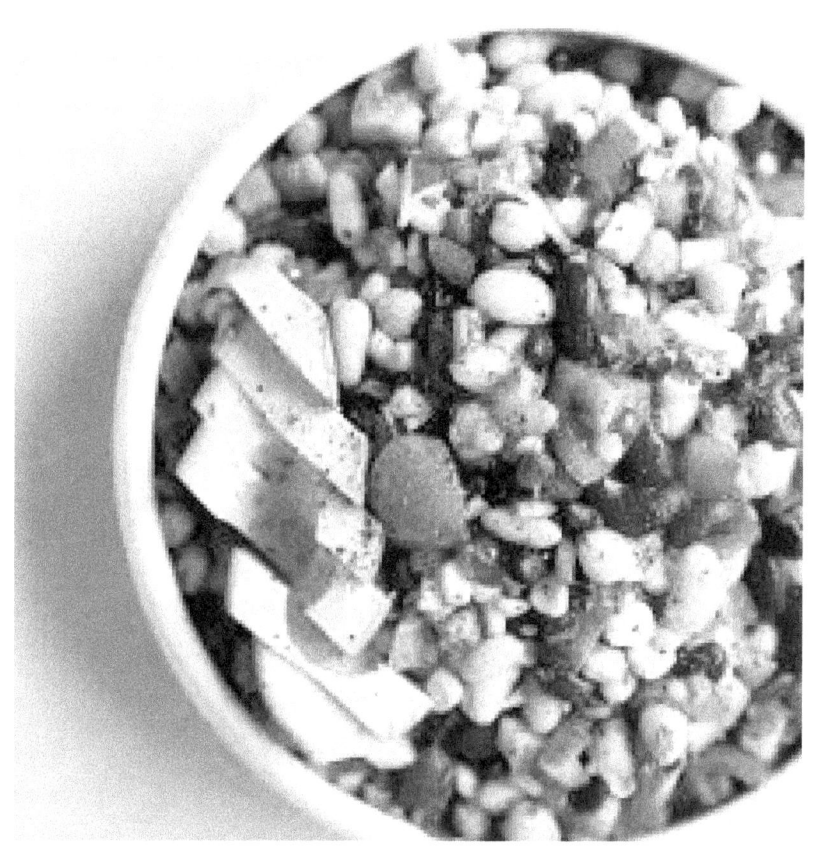

traditionell libanesisk mutabal

(Färdig på cirka 10 minuter | För 6 måltider)

Per portion: Kalorier: 115; Fetter: 7,8 g; Kolhydrater: 9,8g; Proteiner: 2,9 g

Ingredienser

1 pund aubergine

1 hackad lök

1 matsked vitlökspasta

4 matskedar tahini

1 matsked kokosolja

2 matskedar citronsaft

1/2 tsk mald koriander

1/4 kopp mald kryddnejlika

1 tsk röd paprikaflingor

1 tsk rökt paprika

Havssalt och mald svartpeppar efter smak

Adresser

Grilla auberginen tills skalet blir svart; Skala auberginen och lägg den i skålen på matberedaren.

Tillsätt resterande ingredienser. Blanda tills allt är väl blandat.

Om så önskas, servera med crostini eller pitabröd. Att tycka om!

Bakade kikärter i indisk stil

(Färdig på cirka 10 minuter | För 8 måltider)

Per portion: Kalorier: 223; Fetter: 6,4g; Kolhydrater: 32,2g; Proteiner: 10,4 g

Ingredienser

2 dl konserverade kikärtor, avrunna

2 matskedar olivolja

1/2 tsk vitlökspulver

1/2 tsk paprika

1 tsk currypulver

1 tsk garam masala

Havssalt och röd peppar, efter smak

Adresser

Torka kikärtorna med hushållspapper. Ringla över kikärtorna med olivolja.

Rosta kikärtorna i en förvärmd ugn vid 400 grader F i cirka 25 minuter, rör om en eller två gånger.

Blanda kikärter med kryddor och njut!

Avokado med tahinisås

(Färdig på cirka 10 minuter | För 4 personer)

Per portion: Kalorier: 304; Fetter: 25,7 g; Kolhydrater: 17,6g; Proteiner: 6g

Ingredienser

2 stora avokado, urkärnade och halverade

4 matskedar tahini

4 matskedar sojasås

1 matsked citronsaft

1/2 tsk röd paprikaflingor

Havssalt och mald svartpeppar efter smak

1 tsk vitlökspulver

Adresser

Lägg avokadohalvorna på ett serveringsfat.

Kombinera tahini, sojasås, citronsaft, rödpeppar, salt, svartpeppar och vitlökspulver i en liten skål. Fördela såsen mellan avokadohalvorna.

Att tycka om!

Sweet Potato Tater Tots

(Färdig på cirka 25 minuter + kyltid | För 4 personer)

Per portion: Kalorier: 232; Fetter: 7,1 g; Kolhydrater: 37g; Proteiner: 8,4g

Ingredienser

1 ½ pund sötpotatis, riven

2 chiaägg

1/2 kopp vanligt mjöl

1/2 dl brödsmulor

3 matskedar hummus

Havssalt och svartpeppar, efter smak.

1 matsked olivolja

1/2 kopp salsasås

Adresser

Börja med att förvärma ugnen till 395 grader F. Klä en bakplåt med bakplåtspapper eller en Silpat liner.

Blanda väl alla ingredienser, utom såsen, tills allt är väl blandat.

Rulla degen till lika stora bollar och ställ dem i kylen i ca 1 timme.

Grädda dessa bollar i cirka 25 minuter, vänd dem halvvägs genom gräddningstiden. Att tycka om!

Rostad paprika och tomatsås

(Färdig på cirka 35 minuter | För 10 portioner)

Per portion: Kalorier: 90; Fetter: 5,7 g; Kolhydrater: 8,5 g; Proteiner: 1,9 g

Ingredienser

4 röda paprikor

4 tomater

4 matskedar olivolja

1 rödlök, hackad

4 vitlöksklyftor

4 uns konserverade kikärter, avrunna

Havssalt och mald svartpeppar efter smak

Adresser

Börja med att förvärma ugnen till 400 grader F.

Lägg paprikan och tomaterna i en bakplåtspappersklädd plåt. Grädda i ca 30 minuter; skala paprikorna och överför dem till multikokaren tillsammans med de rostade tomaterna.

Värm under tiden 2 matskedar olivolja i en panna på medelvärme. Fräs löken och vitlöken i cirka 5 minuter eller tills den är mjuk.

Tillsätt de stekta grönsakerna i matberedaren. Tillsätt kikärter, salt, peppar och återstående olivolja; bearbeta tills den är krämig och slät.

Att tycka om!

klassisk festmix

(Färdig på cirka 1 timme och 5 minuter | För 15 portioner)

Per portion: Kalorier: 290; Fetter: 12,2g; Kolhydrater: 39g; Proteiner: 7,5 g

Ingredienser

5 dl veganska cornflakes

3 dl veganska minikringlor

1 kopp rostade mandlar

1/2 kopp rostade pepitas

1 matsked näringsjäst

1 matsked balsamvinäger

1 matsked sojasås

1 tsk vitlökspulver

1/3 kopp veganskt smör

Adresser

Börja med att förvärma ugnen till 250 grader F. Klä en stor bakplåt med bakplåtspapper eller en silpat liner.

Kombinera flingor, kringlor, mandel och pepitas i en serveringsskål.

Smält resten av ingredienserna i en liten kastrull på medelvärme. Häll såsen över fling- och nötblandningen.

Grädda i ca 1 timme, rör om var 15:e minut, tills de är gyllenbruna och doftar. Lägg över till ett galler för att svalna helt. Att tycka om!

Vitlök och olivolja crostini

(Färdig på cirka 10 minuter | För 4 personer)

Per portion: Kalorier: 289; Fetter: 8,2g; Kolhydrater: 44,9g; Proteiner: 9,5 g

Ingredienser

1 fullkornsbaguette, skivad

4 matskedar extra virgin olivolja

1/2 tsk havssalt

3 vitlöksklyftor, halverade

Adresser

Värm upp din grill.

Pensla varje brödskiva med olivolja och strö över havssalt. Placera under den förvärmda broilern i cirka 2 minuter eller tills den är lätt rostad.

Gnid in varje brödskiva med vitlök och servera. Att tycka om!

Klassiska veganska köttbullar

(Färdig på cirka 15 minuter | För 4 personer)

Per portion: Kalorier: 159; Fetter: 9,2g; Kolhydrater: 16,3g; Proteiner: 2,9 g

Ingredienser

1 kopp brunt ris, kokt och kylt

1 kopp konserverade eller kokta bönor, avrunna

1 tsk hackad färsk vitlök

1 liten lök hackad

Havssalt och mald svartpeppar efter smak

1/2 tsk cayennepeppar

1/2 tsk rökt paprika

1/2 tsk korianderfrön

1/2 tsk koriandersenapsfrön

2 matskedar olivolja

Adresser

Blanda alla ingredienser utom olivolja väl i en skål. Blanda för att blanda väl, forma sedan blandningen till lika stora bollar med oljade händer.

Värm sedan upp olivoljan i en non-stick panna på medelvärme. När de är uppvärmda steker du köttbullarna i ca 10 minuter tills de är gyllenbruna på alla sidor.

Servera med cocktailpinnar och njut!

Balsamicorostad palsternacka

(Färdig på cirka 30 minuter | För 6 personer)

Per portion: Kalorier: 174; Fetter: 9,3 g; Kolhydrater: 22,2g; Proteiner: 1,4 g

Ingredienser

1 ½ pund palsternacka, skuren i stavar

1/4 kopp olivolja

1/4 kopp balsamvinäger

1 tsk dijonsenap

1 tsk fänkålsfrön

Havssalt och mald svartpeppar efter smak

1 tsk av en blandning av medelhavskryddor

Adresser

Blanda alla ingredienser i en bunke tills palsternackan är väl belagd.

Rosta palsternackan i en förvärmd 400 grader F ugn i cirka 30 minuter, rör om halvvägs genom bakningen.

Servera i rumstemperatur och njut!

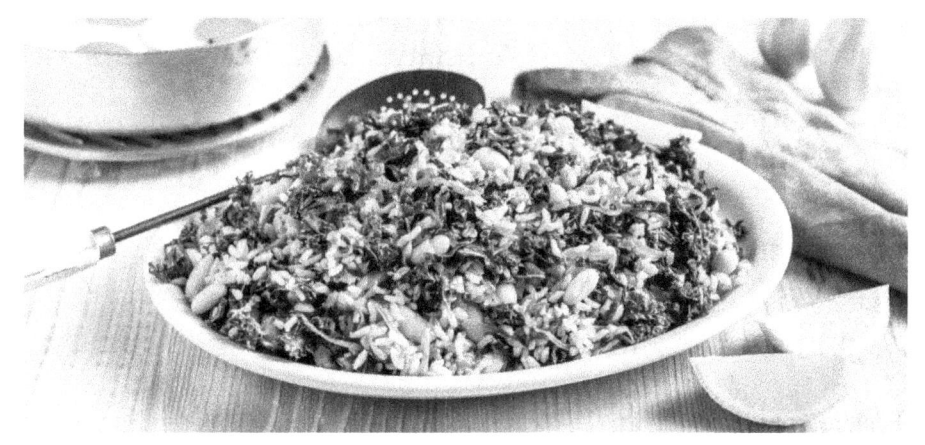

traditionell baba ganoush

(Färdig på cirka 25 minuter | För 8 personer)

Per portion: Kalorier: 104; Fetter: 8,2g; Kolhydrater: 5,3g; Proteiner: 1,6 g

Ingredienser

1 pund aubergine, skivad

1 tsk grovt havssalt

3 matskedar olivolja

3 matskedar färsk citronsaft

2 hackade vitlöksklyftor

3 matskedar tahini

1/4 tsk mald kryddnejlika

1/2 tsk malen spiskummin

2 matskedar hackad färsk persilja

Adresser

Gnid in havssalt över hela aubergineskivorna. Lägg dem sedan i en sil och låt dem vila i ca 15 minuter; rinna av, skölj och torka med hushållspapper.

Grilla auberginen tills skalet blir svart; Skala auberginen och lägg den i skålen på matberedaren.

Tillsätt olivolja, limejuice, vitlök, tahini, kryddnejlika och spiskummin. Blanda tills allt är väl blandat.

Garnera med färska bladpersilja och njut!

Jordnötssmörbett

(Färdig på cirka 5 minuter | För 2 portioner)

Per portion: Kalorier: 143; Fetter: 3,9 g; Kolhydrater: 26,3g; Proteiner: 2,6g

Ingredienser

8 färska dadlar, urkärnade och halverade

8 teskedar jordnötssmör

1/4 tsk mald kanel

Adresser

Fördela jordnötssmöret mellan dadelhalvorna.

Strö över kanel och servera genast. Att tycka om!

Rostad blomkålsås

(Färdig på cirka 30 minuter | För 7 portioner)

Per portion: Kalorier: 142; Fetter: 12,5g; Kolhydrater: 6,3g; Proteiner: 2,9 g

Ingredienser

1 pund blomkålsbuketter

1/4 kopp olivolja

4 matskedar tahini

1/2 tsk paprika

Havssalt och mald svartpeppar efter smak

2 matskedar färsk limejuice

2 hackade vitlöksklyftor

Adresser

Börja med att förvärma ugnen till 420 grader F. Ringla blomkålsbuketter med olivolja och lägg på en plåt klädd med bakplåtspapper.

Grädda i ca 25 minuter eller tills de är mjuka.

Mosa sedan blomkålen tillsammans med övriga ingredienser, tillsätt kokvätska om det behövs.

Om så önskas, ringla över lite mer olivolja. Att tycka om!

Enkla zucchinirullar

(Färdig på cirka 10 minuter | För 5 personer)

Per portion: Kalorier: 99; Fetter: 4,4 g; Kolhydrater: 12,1g; Proteiner: 3,1g

Ingredienser

1 dl hummus, gärna hemgjord

1 medelstor tomat, hackad

1 tsk senap

1/4 tesked oregano

1/2 tsk cayennepeppar

Havssalt och mald svartpeppar efter smak

1 stor zucchini, skuren i strimlor

2 matskedar hackad färsk basilika

2 matskedar hackad färsk persilja

Adresser

Blanda hummus, tomat, senap, oregano, cayennepeppar, salt och svartpeppar väl i en skål.

Bred ut fyllningen på zucchinistrimlorna och fördela jämnt. Rulla ihop zucchinin och garnera med färsk basilika och persilja.

Att tycka om!

Chipotle pommes frites

(Färdig på cirka 45 minuter | För 4 personer)

Per portion: Kalorier: 186; Fetter: 7,1 g; Kolhydrater: 29,6g; Proteiner: 2,5g

Ingredienser

4 medelstora sötpotatisar, skalade och skurna i stavar

2 matskedar jordnötsolja

Havssalt och mald svartpeppar efter smak

1 tsk chipotle chilipulver

1/4 tsk mald kryddpeppar

1 tsk farinsocker

1 tsk torkad rosmarin

Adresser

Blanda sötpotatisfritesen med resterande ingredienser.

Baka pommes frites vid 375 grader F i cirka 45 minuter eller tills de är gyllenbruna; Var noga med att röra pommes fritesen en eller två gånger.

Om så önskas, servera med din favoritdippsås. Att tycka om!

Cannellini bönsås

(Färdig på cirka 10 minuter | För 6 måltider)

Per portion: Kalorier: 123; Fetter: 4,5 g; Kolhydrater: 15,6g; Proteiner: 5,6 g

Ingredienser

10 uns cannellinibönor på burk, avrunna

1 hackad vitlöksklyfta

2 rostade paprika skurna i skivor

Nymalen havssvartpeppar, efter smak

1/2 tsk malen spiskummin

1/2 tsk senapsfrön

1/2 tsk malet lagerblad

3 matskedar tahini

2 matskedar färsk italiensk persilja, hackad

Adresser

Lägg alla ingredienser, utom persilja, i skålen på en mixer eller matberedare. Blanda tills det är väl blandat.

Överför såsen till en serveringsskål och garnera med färsk persilja.

Om så önskas, servera med skivor av pitabröd, tortillachips eller grönsaksstavar. Att tycka om!

Rostad blomkål med kryddor

(Färdig på cirka 25 minuter | För 6 personer)

Per portion: Kalorier: 115; Fetter: 9,3 g; Kolhydrater: 6,9 g; Proteiner: 5,6 g

Ingredienser

1 ½ pund blomkålsbuketter

1/4 kopp olivolja

4 matskedar äppelcidervinäger

2 vitlöksklyftor, krossade

1 tsk torkad basilika

1 tsk torkad oregano

Havssalt och mald svartpeppar efter smak

Adresser

Börja med att förvärma ugnen till 420 grader F.

Blanda blomkålsbuketter med resterande ingredienser.

Lägg blomkålsbuketterna på en bakplåtspappersklädd plåt. Grädda blomkålsbuketterna i den förvärmda ugnen i cirka 25 minuter eller tills de är lätt förkolnade.

Att tycka om!

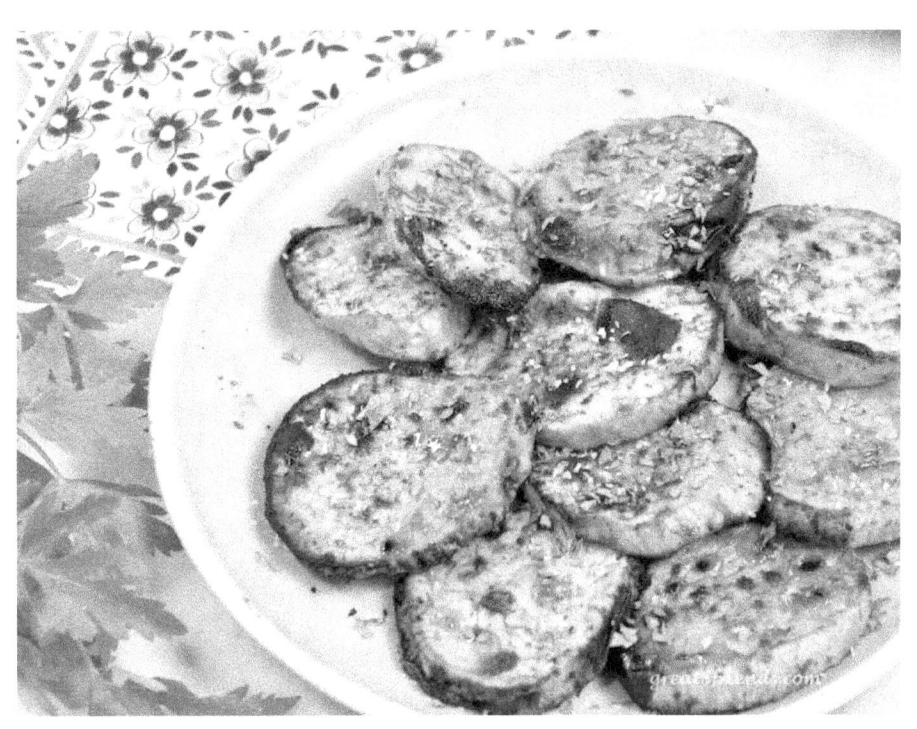

lätt libanesisk tum

(Färdig på cirka 10 minuter | För 6 måltider)

Per portion: Kalorier: 252; Fetter: 27g; Kolhydrater: 3,1g; Proteiner: 0,4g

Ingredienser

2 vitlökhuvuden

1 tsk grovt havssalt

1½ koppar olivolja

1 färskpressad citron

2 dl morötter, skurna i tändstickor

Adresser

Mosa vitlöksklyftorna och saltet i en matberedare eller snabbmixer tills de är krämiga och slät, skrapa ner sidorna av skålen.

Tillsätt gradvis och långsamt olivoljan och citronsaften, alternerande mellan de två ingredienserna för att skapa en fluffig sås.

Rör om tills såsen tjocknar. Servera med morotsstavar och njut!

Avokado med kryddig ingefäradressing

(Färdig på cirka 10 minuter | För 4 personer)

Per portion: Kalorier: 295; Fetter: 28,2g; Kolhydrater: 11,3g; Proteiner: 2,3g

Ingredienser

2 avokado, urkärnade och halverade

1 vitlöksklyfta, krossad

1 tsk färsk ingefära, skalad och malen

2 matskedar balsamvinäger

4 matskedar extra virgin olivolja

Kosher salt och mald svartpeppar, efter smak

Adresser

Lägg avokadohalvorna på ett serveringsfat.

Blanda vitlök, ingefära, vinäger, olivolja, salt och svartpeppar i en liten skål. Fördela såsen mellan avokadohalvorna.

Att tycka om!

Kikärtssnackmix

(Färdig på cirka 30 minuter | För 8 personer)

Per portion: Kalorier: 109; Fetter: 7,9 g; Kolhydrater: 7,4g; Proteiner: 3,4g

Ingredienser

1 kopp rostade kikärtor, avrunna

2 matskedar smält kokosolja

1/4 kopp råa pumpafrön

1/4 kopp råa valnötshalvor

1/3 kopp torkade körsbär

Adresser

Torka kikärtorna med hushållspapper. Häll kokosoljan över kikärtorna.

Rosta kikärtorna i en förvärmd ugn vid 380 grader F i cirka 20 minuter, rör om en eller två gånger.

Blanda kikärter med pumpafrön och valnötshalvor. Fortsätt att baka tills valnötterna doftar, ca 8 minuter; låt det svalna helt.

Tillsätt de torkade körsbären och rör om. Att tycka om!

Muhammarasås med tillsats

(Färdig på cirka 35 minuter | För 9 portioner)

Per portion: Kalorier: 149; Fetter: 11,5 g; Kolhydrater: 8,9 g; Proteiner: 2,4g

Ingredienser

3 röda paprikor

5 matskedar olivolja

2 hackade vitlöksklyftor

1 hackad tomat

3/4 kopp brödsmulor

2 matskedar melass

1 tsk malen spiskummin

1/4 rostade solrosfrön

1 Maras-peppar, hackad

2 matskedar tahini

Havssalt och röd peppar, efter smak

Adresser

Börja med att förvärma ugnen till 400 grader F.

Lägg paprikorna på en bakplåtspappersklädd plåt. Grädda i ca 30 minuter; skala paprikan och överför till en matberedare.

Värm under tiden 2 matskedar olivolja i en panna på medelvärme. Fräs vitlök och tomater i cirka 5 minuter eller tills de är mjuka.

Tillsätt de stekta grönsakerna i matberedaren. Tillsätt resten av ingredienserna och blanda tills det blir krämigt och slätt.

Att tycka om!

Spenat-, kikärts- och vitlökscrostini

(Färdig på cirka 10 minuter | För 6 måltider)

Per portion: Kalorier: 242; Fetter: 6,1 g; Kolhydrater: 38,5g; Proteiner: 8,9 g

Ingredienser

1 baguette, skivad

4 matskedar extra virgin olivolja

Krydda med havssalt och röd peppar

3 vitlöksklyftor, hackade

1 kopp kokta kikärtor, avrunna

2 dl spenat

1 matsked färsk citronsaft

Adresser

Värm upp din grill.

Fördela brödskivorna med 2 msk olivolja och strö över havssalt och rödpeppar. Placera under den förvärmda broilern i cirka 2 minuter eller tills den är lätt rostad.

Blanda vitlök, kikärter, spenat, citronsaft och de återstående 2 msk olivolja i en skål.

Häll kikärtsblandningen över varje rostat bröd. Att tycka om!

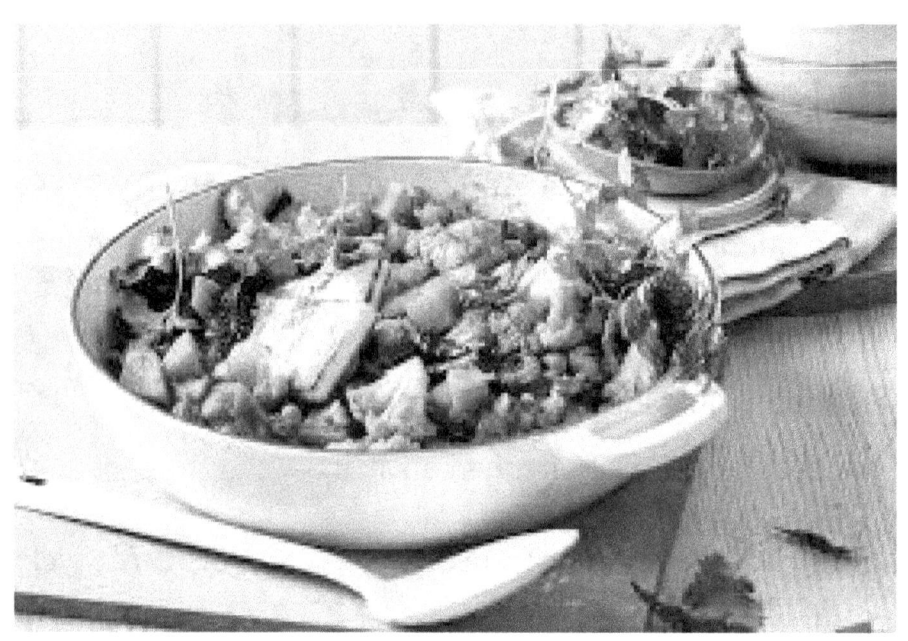

Svamp och cannellini "köttbullar".

(Färdig på cirka 15 minuter | För 4 personer)

Per portion: Kalorier: 195; Fetter: 14,1g; Kolhydrater: 13,2g; Proteiner: 3,9 g

Ingredienser

4 matskedar olivolja

1 kopp hackad svamp

1 schalottenlök hackad

2 pressade vitlöksklyftor

1 kopp konserverade eller kokta cannellinibönor, avrunna

1 kopp kokt quinoa

Havssalt och mald svartpeppar efter smak

1 tsk rökt paprika

1/2 tsk röd paprikaflingor

1 tsk senapsfrön

1/2 tsk torkad dill

Adresser

Hetta upp 2 matskedar olivolja i en non-stick panna. När de är genomvärmda, koka svampen och schalottenlöken i 3 minuter eller tills de är mjuka.

Tillsätt vitlök, bönor, quinoa och kryddor. Blanda för att blanda väl, forma sedan blandningen till lika stora bollar med oljade händer.

Värm sedan de återstående 2 matskedar olivolja i en nonstick-panna på medelvärme. När de är uppvärmda steker du köttbullarna i ca 10 minuter tills de är gyllenbruna på alla sidor.

Servera med cocktailpinnar. Att tycka om!

Gurkrullar med hummus

(Färdig på cirka 10 minuter | För 6 måltider)

Per portion: Kalorier: 88; Fetter: 3,6 g; Kolhydrater: 11,3g; Proteiner: 2,6 g

Ingredienser

1 dl hummus, gärna hemgjord

2 stora tomater, tärnade

1/2 tsk röd paprikaflingor

Havssalt och mald svartpeppar efter smak

2 engelska gurkor, skivade

Adresser

Fördela hummusdippen bland gurkskivorna.

Toppa dem med tomater; strö rödpepparflingor, salt och svartpeppar över varje gurka.

Servera väldigt kall och njut!

Fyllda Jalapeño Bites

(Färdig på cirka 15 minuter | För 6 personer)

Per portion: Kalorier: 108; Fetter: 6,6 g; Kolhydrater: 7,3 g; Proteiner: 5,3g

Ingredienser

1/2 kopp råa solrosfrön, blötlagda över natten och avrunna

4 matskedar hackad gräslök

1 tsk finhackad vitlök

3 matskedar näringsjäst

1/2 dl lökkräm

1/2 tsk cayennepeppar

1/2 tsk senapsfrön

12 jalapeños, halverade och kärnade

1/2 dl brödsmulor

Adresser

I en matberedare eller snabbmixer, kombinera råa solrosfrön, salladslök, vitlök, näringsjäst, buljong, cayennepeppar och senapsfrön tills de är väl kombinerade.

Häll blandningen i jalapeños och strö över ströbröd.

Grädda i en förvärmd ugn vid 400 grader F i cirka 13 minuter eller tills paprikorna är mjuka. Servera varm.

Att tycka om!

Mexikanska lökringar

(Färdig på cirka 35 minuter | För 6 personer)

Per portion: Kalorier: 213; Fetter: 10,6 g; Kolhydrater: 26,2g; Proteiner: 4,3 g

Ingredienser

2 medelstora lökar, skurna i ringar

1/4 kopp universalmjöl

1/4 kopp dinkelmjöl

1/3 kopp rismjölk, osötad

1/3 kopp öl

Havssalt och mald svartpeppar, för smaksättning

1/2 tsk cayennepeppar

1/2 tsk senapsfrön

1 dl tortillachips, krossade

1 matsked olivolja

Adresser

Börja med att förvärma ugnen till 420 grader F.

Blanda mjöl, mjölk och öl i en grund skål.

Blanda kryddorna med de krossade tortillachipsen i en annan grund skål. Doppa lökringarna i mjölblandningen.

Rulla dem sedan över kryddblandningen, pressa till väl.

Lägg lökringarna i en bakplåtspappersklädd plåt. Bestryk med olivolja och grädda i ca 30 minuter. Att tycka om!

Rostade rotfrukter

(Färdig på cirka 35 minuter | För 6 personer)

Per portion: Kalorier: 261; Fetter: 18,2g; Kolhydrater: 23,3g; Proteiner: 2,3 g

Ingredienser

1/4 kopp olivolja

2 morötter, skalade och skurna i 1 ½ tums bitar

2 palsternacka, skalade och skurna i 1 ½ tums bitar

1 stjälk selleri, skalad och skuren i 1 ½-tums bitar

1 pund sötpotatis, skalad och skuren i 1 ½ tums bitar

1/4 kopp olivolja

1 tsk senapsfrön

1/2 tsk basilika

1/2 tsk oregano

1 tsk röd paprikaflingor

1 tsk torr timjan

Havssalt och mald svartpeppar efter smak

Adresser

Blanda grönsakerna med övriga ingredienser tills de är väl täckta.

Rosta grönsakerna i en förvärmd ugn vid 400 grader F i cirka 35 minuter, rör om halvvägs genom gräddningstiden.

Smaka av, justera kryddor och servera varm. Att tycka om!

Hummussås i indisk stil

(Färdig på cirka 10 minuter | För 10 portioner)

Per portion: Kalorier: 171; Fetter: 10,4g; Kolhydrater: 15,3g; Proteiner: 5,4g

Ingredienser

20 uns konserverade eller kokta kikärtor, avrunna

1 tesked skivad vitlök

1/4 kopp tahini

1/4 kopp olivolja

1 färskpressad lime

1/4 tesked gurkmeja

1/2 tsk spiskumminpulver

1 tsk currypulver

1 tsk korianderfrön

1/4 kopp kikärtsvätska eller mer efter behov

2 matskedar färsk koriander, hackad

Adresser

Kombinera kikärter, vitlök, tahini, olivolja, lime, gurkmeja, spiskummin, currypulver och korianderfrön i en mixer eller matberedare.

Mixa till önskad konsistens, tillsätt gradvis kikärtsvätska.

Kyl till servering. Garnera med färsk koriander.

Om så önskas, servera med naanbröd eller grönsaksstavar. Att tycka om!

Morot och bakad bönsås

(Färdig på cirka 55 minuter | För 10 portioner)

Per portion: Kalorier: 121; Fetter: 8,3 g; Kolhydrater: 11,2g; Proteiner: 2,8g

Ingredienser

1 ½ pund morötter, hackade

2 matskedar olivolja

4 matskedar tahini

8 uns cannellinibönor på burk, avrunna

1 tsk finhackad vitlök

2 matskedar citronsaft

2 matskedar sojasås

Havssalt och mald svartpeppar efter smak

1/2 tsk paprika

1/2 tsk torkad dill

1/4 kopp rostade pepitas

Adresser

Börja med att förvärma ugnen till 390 grader F. Klä en plåt med bakplåtspapper.

Täck nu morötterna med olivolja och lägg dem på den förberedda bakplåten.

Grädda morötterna i cirka 50 minuter eller tills de är mjuka. Överför de rostade morötterna till skålen i en matberedare.

Tillsätt tahini, bönor, vitlök, citronsaft, sojasås, salt, svartpeppar, paprika och dill. Bearbeta tills såsen är slät och krämig.

Garnera med rostade pepitas och servera med valfria såser. Att tycka om!

Snabb och enkel zucchini sushi

(Färdig på cirka 10 minuter | För 5 personer)

Per portion: Kalorier: 129; Fetter: 6,3 g; Kolhydrater: 15,9 g; Proteiner: 2,5 g

Ingredienser

1 kopp kokt ris

1 riven morot

1 liten lök, riven

1 avokado, hackad

1 hackad vitlöksklyfta

Havssalt och mald svartpeppar efter smak

1 medelstor zucchini, skuren i strimlor

Wasabisås, till servering

Adresser

Blanda ris, morot, lök, avokado, vitlök, salt och svartpeppar i en skål.

Bred ut fyllningen på zucchinistrimlorna och fördela jämnt. Rulla ihop zucchinin och servera med Wasabisås.

Att tycka om!

Körsbärstomater med hummus

(Färdig på cirka 10 minuter | För 8 måltider)

Per portion: Kalorier: 49; Fetter: 2,5 g; Kolhydrater: 4,7g; Proteiner: 1,3 g

Ingredienser

- 1/2 kopp hummus, gärna hemgjord
- 2 matskedar vegansk majonnäs
- 1/4 kopp hackad gräslök
- 16 körsbärstomater, ta bort fruktköttet
- 2 msk hackad färsk koriander

Adresser

Blanda hummus, majonnäs och gräslök väl i en skål.

Fördela hummusblandningen mellan tomaterna.

Garnera med färsk koriander och servera.

Att tycka om!

Svamp bakade i ugnen

(Färdig på cirka 20 minuter | För 4 personer)

Per portion: Kalorier: 136; Fetter: 10,5 g; Kolhydrater: 7,6g; Proteiner: 5,6 g

Ingredienser

1 ½ pund svamp, rensad

3 matskedar olivolja

3 vitlöksklyftor, hackade

1 tsk torkad oregano

1 tsk torkad basilika

1/2 tsk torkad rosmarin

Kosher salt och mald svartpeppar, efter smak

Adresser

Blanda svampen med resterande ingredienser.

Lägg champinjonerna i en plåt klädd med bakplåtspapper.

Rosta svampen i en förvärmd ugn vid 420 grader F i cirka 20 minuter eller tills de är mjuka och doftande.

Lägg upp svampen på ett fat och servera med cocktailstavar. Att tycka om!

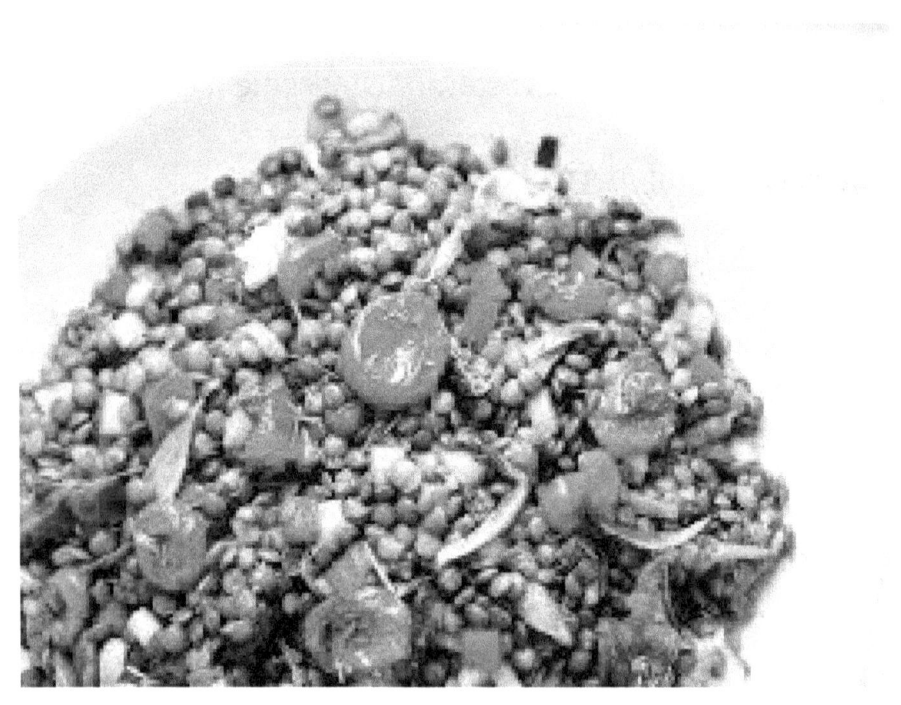

grönkålschips utan ost

(Färdig på cirka 1 timme och 30 minuter | För 6 personer)

Per portion: Kalorier: 121; Fetter: 7,5 g; Kolhydrater: 8,4g; Proteiner: 6,5 g

Ingredienser

1/2 kopp solrosfrön, blötlagda över natten och avrunna

1/2 kopp cashewnötter, blötlagda över natten och avrunna

1/3 kopp näringsjäst

2 matskedar citronsaft

1 tesked lökpulver

1 tsk vitlökspulver

1 tsk paprika

Havssalt och mald svartpeppar efter smak

1/2 kopp vatten

4 dl grönkål, skuren i bitar

Adresser

I en matberedare eller snabbmixer, kombinera de råa solrosfröna, cashewnötterna, näringsjästen, citronsaften, lökpulver, vitlökspulver, paprika, salt, mald svartpeppar och vatten tills det är väl blandat.

Häll blandningen över grönkålsbladen och rör tills det är väl täckt.

Grädda i en förvärmd ugn vid 220 grader F i cirka 1 timme och 30 minuter eller tills den är knaprig.

Att tycka om!

Avokadobåtar med hummus

(Färdig på cirka 10 minuter | För 4 personer)

Per portion: Kalorier: 297; Fetter: 21,2g; Kolhydrater: 23,9 g; Proteiner: 6g

Ingredienser

1 matsked färsk citronsaft

2 mogna avokado, halverade och urkärnade

8 uns hummus

1 hackad vitlöksklyfta

1 medelstor tomat, hackad

Havssalt och mald svartpeppar efter smak

1/2 tesked gurkmejapulver

1/2 tsk cayennepeppar

1 matsked tahini

Adresser

Ringla färsk citronsaft över avokadohalvorna.

Blanda hummus, vitlök, tomat, salt, svartpeppar, gurkmejapulver, cayennepeppar och tahini. Häll fyllningen i avokadon.

Servera omedelbart.

Nacho fyllda svampar

(Färdig på cirka 25 minuter | För 5 personer)

Per portion: Kalorier: 210; Fetter: 13,4g; Kolhydrater: 17,7g; Proteiner: 6,9 g

Ingredienser

1 dl tortillachips, krossade

1 kopp kokta eller konserverade svarta bönor, avrunna

4 matskedar veganskt smör

2 matskedar tahini

4 matskedar hackad gräslök

1 tsk finhackad vitlök

1 hackad jalapeno

1 tesked mexikansk oregano

1 tsk cayennepeppar

Havssalt och mald svartpeppar efter smak

15 medelstora svampar, rena, utan stjälkar

Adresser

Blanda alla ingredienser, utom svampen, väl i en mixerskål.

Fördela nachoblandningen mellan dina svampar.

Grädda i en förvärmd ugn på 350 grader F i cirka 20 minuter eller tills de är mjuka och genomstekta. Att tycka om!

Salladswraps med hummus och avokado

(Färdig på cirka 10 minuter | För 6 måltider)

Per portion: Kalorier: 115; Fetter: 6,9 g; Kolhydrater: 11,6g; Proteiner: 2,6 g

Ingredienser

1/2 kopp hummus

1 hackad tomat

1 riven morot

1 medelstor avokado, urkärnad och tärnad

1 tesked vit vinäger

1 tsk sojasås

1 tsk agavesirap

1 matsked Srirachasås

1 tsk finhackad vitlök

1 tsk nyriven ingefära

Kosher salt och mald svartpeppar, efter smak

1 huvud av smörsallat separerat i blad

Adresser

Blanda hummus, tomat, morot och avokado väl. Blanda vit vinäger, sojasås, agavesirap, Srirachasås, vitlök, ingefära, salt och svartpeppar.

Bred ut fyllningen på salladsbladen, rulla ihop och servera med såsen vid sidan av.

Att tycka om!

Bakad brysselkål

(Färdig på cirka 35 minuter | För 6 personer)

Per portion: Kalorier: 151; Fetter: 9,6 g; Kolhydrater: 14,5g; Proteiner: 5,3g

Ingredienser

2 kilo brysselkål

1/4 kopp olivolja

Grovt havssalt och mald svartpeppar efter smak

1 tsk röd paprikaflingor

1 tsk torkad oregano

1 tsk torr persilja

1 tsk senapsfrön

Adresser

Kasta brysselkålen med de återstående ingredienserna tills de är väl belagda.

Rosta grönsakerna i en förvärmd ugn vid 400 grader F i cirka 35 minuter, rör om halvvägs genom gräddningstiden.

Smaka av, justera kryddor och servera varm. Att tycka om!

Poblano Sweet Potato Poppers

(Färdig på cirka 25 minuter | För 7 portioner)

Per portion: Kalorier: 145; Fetter: 3,6 g; Kolhydrater: 24,9 g; Proteiner: 5,3g

Ingredienser

1/2 pund blomkål, putsad och tärnad

1 pund sötpotatis, skalad och tärnad

1/2 kopp cashewmjölk, osötad

1/4 kopp vegansk majonnäs

1/2 tsk currypulver

1/2 tsk cayennepeppar

1/4 tesked torkad dill

Svartpeppar från havet och mald, efter smak

1/2 kopp färskt brödsmulor

14 färska poblano chili, halverad, kärnade

Adresser

Ångkoka blomkålen och sötpotatisen i cirka 10 minuter eller tills de är mjuka. Mosa dem nu med cashewmjölk.

Tillsätt vegansk majonnäs, currypulver, cayennepeppar, dill, salt och svartpeppar.

Häll blandningen i paprikan och strö över ströbröd.

Grädda i en förvärmd ugn vid 400 grader F i cirka 13 minuter eller tills paprikorna är mjuka.

Att tycka om!

Bakade zucchinichips

(Färdig på cirka 1 timme och 30 minuter | För 7 portioner)

Per portion: Kalorier: 48; Fetter: 4,2g; Kolhydrater: 2g; Proteiner: 1,7 g

Ingredienser

1 pund zucchini, skuren i 1/8-tums tjocka skivor

2 matskedar olivolja

1/2 tsk torkad oregano

1/2 tsk torkad basilika

1/2 tsk röd paprikaflingor

Havssalt och mald svartpeppar efter smak

Adresser

Blanda zucchinin med resterande ingredienser.

Lägg zucchiniskivorna i ett enda lager på en bakplåtspappersklädd plåt.

Grädda i 235 grader F i cirka 90 minuter tills den är krispig och gyllene. Zucchinichips blir knapriga när de svalnar.

Att tycka om!

äkta libanesisk sås

(Färdig på cirka 10 minuter | För 12 portioner)

Per portion: Kalorier: 117; Fetter: 6,6 g; Kolhydrater: 12,2g; Proteiner: 4,3 g

Ingredienser

2 (15 ounce) burkar garbanzobönor/garbanzobönor

4 matskedar citronsaft

4 matskedar tahini

2 matskedar olivolja

1 tsk ingefära och vitlökspasta

1 tesked libanesisk 7-kryddblandning

Havssalt och mald svartpeppar efter smak

1/3 kopp kikärtsvätska

Adresser

Kombinera kikärter, citronsaft, tahini, olivolja, ingefära vitlökspasta och kryddor i en mixer eller matberedare.

Mixa till önskad konsistens, tillsätt gradvis kikärtsvätska.

Kyl till servering. Om så önskas, servera med grönsaksstavar. Att tycka om!

Veganska havregrynsköttbullar

(Färdig på cirka 15 minuter | För 4 personer)

Per portion: Kalorier: 284; Fetter: 10,5 g; Kolhydrater: 38,2g; Proteiner: 10,4g

Ingredienser

1 kopp havregryn

1 kopp kokta eller konserverade kikärtor

2 hackade vitlöksklyftor

1 tesked lökpulver

1/2 tsk spiskumminpulver

1 tsk torra bladpersilja

1 tsk torkad mejram

1 matsked chiafrön, blötlagda i 2 matskedar vatten

Några droppar flytande rök

Havssalt och nymalen svartpeppar efter smak

2 matskedar olivolja

Adresser

Blanda ingredienserna väl, förutom olivoljan. Blanda för att blanda väl, forma sedan blandningen till lika stora bollar med oljade händer.

Värm sedan upp olivoljan i en non-stick panna på medelvärme. När de är uppvärmda steker du köttbullarna i ca 10 minuter tills de är gyllenbruna på alla sidor.

Lägg upp köttbullarna på ett serveringsfat och servera med cocktailstavar. Att tycka om!

Paprikafritter med mangosås

(Färdig på cirka 5 minuter | För 4 personer)

Per portion: Kalorier: 74; Fetter: 0,5 g; Kolhydrater: 17,6g; Proteiner: 1,6 g

Ingredienser

1 mango, skalad, urkärnad och tärnad

1 liten schalottenlök, hackad

2 matskedar färsk koriander, hackad

1 röd chili, kärnad och hackad

1 matsked färsk citronsaft

4 paprikor, kärnade och halverade

Adresser

Blanda väl mango, schalottenlök, koriander, röd paprika och limejuice.

Häll blandningen i paprikahalvorna och servera genast.

Att tycka om!

Kryddig rosmarinbroccolibuketter

(Färdig på cirka 35 minuter | För 6 personer)

Per portion: Kalorier: 135; Fetter: 9,5 g; Kolhydrater: 10,9 g; Proteiner: 4,4g

Ingredienser

2 kilo broccolibuktor

1/4 kopp extra virgin olivolja

Havssalt och mald svartpeppar efter smak

1 tsk ingefära och vitlökspasta

1 matsked hackad färsk rosmarin

1/2 tsk citronskal

Adresser

Blanda broccolin med resten av ingredienserna tills den är väl täckt.

Rosta grönsakerna i en förvärmd ugn vid 400 grader F i cirka 35 minuter, rör om halvvägs genom gräddningstiden.

Smaka av, justera kryddor och servera varm. Att tycka om!

Krispiga bakade rödbetschips

(Färdig på cirka 35 minuter | För 6 personer)

Per portion: Kalorier: 92; Fetter: 9,1 g; Kolhydrater: 2,6g; Proteiner: 0,5 g

Ingredienser

2 rödbetor, skalade och skivade 1/8 tum tjocka

1/4 kopp olivolja

Havssalt och mald svartpeppar efter smak

1/2 tsk röd paprikaflingor

Adresser

Blanda de skivade rödbetorna med resten av ingredienserna.

Lägg rödbetsskivorna i ett enda lager på en bakplåtspappersklädd plåt.

Grädda i 400 grader F i cirka 30 minuter tills den är knaprig. Att tycka om!

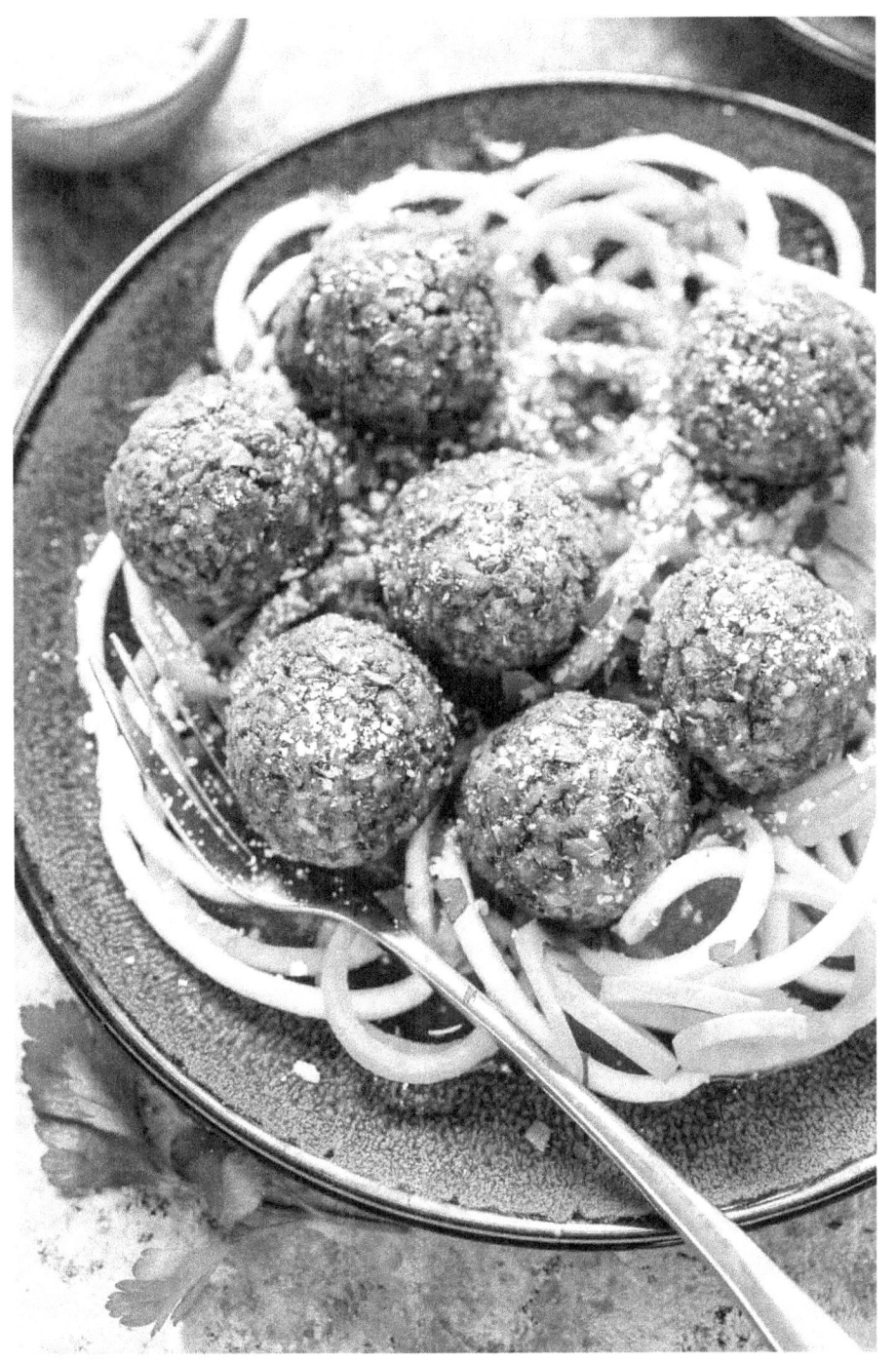

Klassisk linssoppa med mangold

(Färdig på cirka 25 minuter | För 5 personer)

Per portion: Kalorier: 148; Fetter: 7,2g; Kolhydrater: 14,6g; Proteiner: 7,7 g

Ingredienser

2 matskedar olivolja

1 hackad vitlök

1 tsk finhackad vitlök

2 stora morötter, hackade

1 hackad palsternacka

2 stjälkar selleri, hackade

2 lagerblad

1/2 tsk torkad timjan

1/4 tsk malen spiskummin

5 koppar rostad grönsakssoppa

1 ¼ koppar bruna linser, blötlagda över natten och sköljda

2 dl mangold, skuren i bitar

Adresser

I en tjockbottnad gryta, värm olivoljan på måttlig värme. Fräs nu grönsakerna tillsammans med kryddorna i ca 3 minuter tills de är mjuka.

Tillsätt grönsaksbuljong och linser tills det kokar. Öka genast värmen och tillsätt lagerbladet. Låt koka i ca 15 minuter eller tills linserna är mjuka.

Tillsätt mangold, täck över och låt sjuda i ytterligare 5 minuter eller tills mangold vissnar.

Servera i separata skålar och njut!

Kryddig vinter Farro Soppa

(Färdig på cirka 30 minuter | För 4 personer)

Per portion: Kalorier: 298; Fetter: 8,9 g; Kolhydrater: 44,6g; Proteiner: 11,7 g

Ingredienser

2 matskedar olivolja

1 medelstor purjolök, hackad

1 medelstor kålrot, skivad

2 italienska paprikor, kärnade och hackade

1 jalapenopeppar, finhackad

2 potatisar, skalade och tärnade

4 koppar grönsakssoppa

1 kopp farro, sköljd

1/2 tesked granulerad vitlök

1/2 tesked gurkmejapulver

1 lager

2 dl spenat, hackad

Adresser

I en tjockbottnad gryta, värm olivoljan på måttlig värme. Fräs nu purjolök, kålrot, paprika och potatis i ca 5 minuter tills de blir krispiga.

Tillsätt grönsaksbuljong, farro, granulerad vitlök, gurkmeja och lagerblad; jäsa.

Sätt genast på värmen för att koka. Låt koka i ca 25 minuter eller tills farro och potatis är mjuka.

Tillsätt spenaten och ta bort grytan från värmen; Låt spenaten stå i restvärmen tills den vissnat. Att tycka om!

Lång kikärtssallad

(Färdig på cirka 30 minuter | För 4 personer)

Per portion: Kalorier: 378; Fetter: 24g; Kolhydrater: 34,2g; Proteiner: 10,1 g

Ingredienser

16 uns konserverade kikärter, avrunna

1 medelstor avokado, skivad

1 paprika, rensad från frön och skär i skivor

1 stor tomat, skivad

2 gurkor, skurna i tärningar

1 rödlökhuvud skuren i skivor

1/2 tsk finhackad vitlök

1/4 kopp hackad färsk persilja

1/4 kopp olivolja

2 matskedar äppelcidervinäger

1/2 färskpressad lime

Havssalt och mald svartpeppar efter smak

Adresser

Blanda alla ingredienser i en salladsskål.

Ställ in salladen i kylen ca 1 timme innan servering.

Att tycka om!

Linssallad i medelhavsstil

(Färdig på cirka 20 minuter + kylningstid | För 5 måltider)

Per portion: Kalorier: 348; Fetter: 15g; Kolhydrater: 41,6g; Proteiner: 15,8 g

Ingredienser

1 ½ dl röda linser, sköljda

1 tsk delikat senap

1/2 färskpressad citron

2 msk tamarisås

2 stjälkar gräslök, hackad

1/4 kopp extra virgin olivolja

2 hackade vitlöksklyftor

1 dl smörsallat, skuren i bitar

2 matskedar hackad färsk persilja

2 msk hackad färsk koriander

1 tsk färsk basilika

1 tsk färsk oregano

1 ½ dl körsbärstomater, halverade

3 uns Kalamata oliver, urkärnade och halverade

Adresser

Koka upp 4 ½ dl vatten och röda linser i en stor gryta.

Sätt genast på värmen och fortsätt att koka linserna i cirka 15 minuter eller tills de är mjuka. Häll av och låt svalna helt.

Överför linser till en salladsskål; blanda linserna med övriga ingredienser tills de är väl blandade.

Servera kall eller rumstemperatur. Att tycka om!

Rostad sparris och avokadosallad

(Färdig på cirka 20 minuter + kyltid | För 4 personer)

Per portion: Kalorier: 378; Fetter: 33,2g; Kolhydrater: 18,6g; Proteiner: 7,8 g

Ingredienser

1 pund sparris, skuren i små bitar

1 hackad vitlök

2 hackade vitlöksklyftor

1 romsk tomat, skuren i skivor

1/4 kopp olivolja

1/4 kopp balsamvinäger

1 matsked mald senap

2 matskedar hackad färsk persilja

1 msk hackad färsk koriander

1 matsked hackad färsk basilika

Havssalt och mald svartpeppar efter smak

1 liten avokado, urkärnad och tärnad

1/2 dl hackade pinjenötter

Adresser

Börja med att förvärma ugnen till 420 grader F.

Häll 1 msk olivolja över sparrisen och lägg på en bakplåtspapperklädd plåt.

Grädda i cirka 15 minuter, vrid på pannan en eller två gånger för att främja jämn bakning. Låt svalna helt och lägg i en salladsskål.

Blanda sparris med grönsaker, olivolja, vinäger, senap och örter. Tillsätt salt och peppar efter smak.

Blanda och strö över avokado och pinjenötter. Att tycka om!

Grönbönor sallad med pinjenötter

(Färdig på cirka 10 minuter + kylningstid | 5 portioner)

Per portion: Kalorier: 308; Fetter: 26,2g; Kolhydrater: 16,6g; Proteiner: 5,8 g

Ingredienser

1 ½ pund gröna bönor, hackade

2 medelstora tomater, tärnade

2 paprika, rensade från frön och skurna i tärningar

4 matskedar hackad schalottenlök

1/2 dl hackade pinjenötter

1/2 kopp vegansk majonnäs

1 matsked delikat senap

2 matskedar hackad färsk basilika

2 matskedar hackad färsk persilja

1/2 tsk mald röd paprika

Havssalt och nymalen svartpeppar efter smak

Adresser

Koka gröna bönor i en stor kastrull med saltat vatten tills de är mjuka, eller cirka 2 minuter.

Häll av och låt bönorna svalna helt; överför dem sedan till en salladsskål. Blanda bönorna med resterande ingredienser.

Smaka av och justera kryddorna. Att tycka om!

Cannellini bönsoppa med grönkål

(Färdig på cirka 25 minuter | För 5 personer)

Per portion: Kalorier: 188; Fetter: 4,7 g; Kolhydrater: 24,5g; Proteiner: 11,1 g

Ingredienser

1 matsked olivolja

1/2 tsk mald ingefära

1/2 tsk spiskummin

1 rödlök, hackad

1 morot, skivad och hackad

1 palsternacka, skivad och hackad

2 hackade vitlöksklyftor

5 koppar grönsakssoppa

12 uns cannellinibönor, avrunna

2 dl grönkål, skuren i bitar

Havssalt och mald svartpeppar efter smak

Adresser

Hetta upp oliverna i en tjockbottnad gryta på medelhög värme. Fräs nu ingefära och spiskummin i ca 1 minut.

Tillsätt nu lök, morötter och palsternacka; fortsätt fräsa i ytterligare 3 minuter eller tills grönsakerna är mjuka.

Tillsätt vitlöken och fortsätt fräsa i 1 minut eller tills den är aromatisk.

Häll sedan i grönsaksbuljongen och låt koka upp. Sänk omedelbart värmen och låt koka i 10 minuter.

Rör ner cannellinibönor och grönkål; fortsätt fräsa tills grönkålen vissnat och allt är genomvärmt. Krydda med salt och peppar efter smak.

Servera i individuella skålar och servera varma. Att tycka om!

. Krämig svampkräm

(Färdig på cirka 15 minuter | För 5 personer)

Per portion: Kalorier: 308; Fetter: 25,5g; Kolhydrater: 11,8g; Proteiner: 11,6g

Ingredienser

2 matskedar sojasmör

1 stor schalottenlök, hackad

20 uns cremini-svampar, skivade

2 hackade vitlöksklyftor

4 matskedar linfrömjöl

5 koppar grönsakssoppa

1 1/3 dl fullfet kokosmjölk

1 lagerblad

Havssalt och mald svartpeppar efter smak

Adresser

Smält det veganska smöret i en kastrull på medelvärme. När den är uppvärmd, koka schalottenlök i cirka 3 minuter tills den är mjuk och doftande.

Tillsätt svampen och vitlöken och fortsätt koka tills svampen är mjuk. Tillsätt linfrömjölet och fortsätt koka i ca 1 minut.

Tillsätt resterande ingredienser. Koka upp, täckt och fortsätt koka i ytterligare 5 till 6 minuter tills soppan tjocknar lite.

Att tycka om!

Äkta italiensk Panzanella sallad

(Färdig på cirka 35 minuter | För 3 personer)

Per portion: Kalorier: 334; Fetter: 20,4g; Kolhydrater: 33,3g; Proteiner: 8,3g

Ingredienser

3 koppar hantverksbröd, brutet i 1-tums kuber

3/4 pund sparris, putsad och skuren i små bitar

4 matskedar extra virgin olivolja

1 rödlök, hackad

2 matskedar färsk limejuice

1 tsk delikat senap

2 medelstora tomater, tärnade

2 koppar ruccola

2 koppar babyspenat

2 italienska paprikor, kärnade och skivade

Havssalt och mald svartpeppar efter smak

Adresser

Lägg brödtärningarna på en bakplåtspappersklädd plåt. Baka i förvärmd ugn vid 310 grader F i cirka 20 minuter, rotera bakplåten två gånger under gräddningstiden; bokning.

Värm ugnen till 420 grader F och släng sparris med 1 matsked olivolja. Grilla sparrisen i cirka 15 minuter eller tills de är krispiga.

Kombinera resterande ingredienser i salladsskålen; toppa med grillad sparris och rostat bröd.

Att tycka om!

Quinoa och svarta bönor sallad

(Färdig på cirka 15 minuter + kylningstid | För 4 måltider)

Per portion: Kalorier: 433; Fetter: 17,3g; Kolhydrater: 57g; Proteiner: 15,1g

Ingredienser

2 koppar vatten

1 dl quinoa, sköljd

16 uns konserverade svarta bönor, avrunna

2 romska tomater, skurna i skivor

1 huvud rödlök, finhackad

1 gurka, kärnade och hackad

2 vitlöksklyftor, krossade eller hackade

2 italienska paprikor, kärnade och skivade

2 matskedar hackad färsk persilja

2 msk hackad färsk koriander

1/4 kopp olivolja

1 färskpressad citron

1 matsked äppelcidervinäger

1/2 tsk torkad dill

1/2 tsk torkad oregano

Havssalt och mald svartpeppar efter smak

Adresser

Häll vattnet och quinoan i en kastrull och låt koka upp. Sätt genast på värmen för att koka.

Låt koka i ca 13 minuter tills quinoan har absorberat allt vatten; Nagga quinoan med en gaffel och låt svalna helt. Överför sedan quinoan till en salladsskål.

Tillsätt de återstående ingredienserna i salladsskålen och blanda ihop väl. Att tycka om!

Rik bulgursallad med örter

(Färdig på cirka 20 minuter + kyltid | För 4 personer)

Per portion: Kalorier: 408; Fetter: 18,3g; Kolhydrater: 51,8g; Proteiner: 13,1g

Ingredienser

2 koppar vatten

1 kopp bulgur

12 uns konserverade kikärter, avrunna

1 persisk gurka, tunt skivad

2 paprikor, kärnade och tunt skivade

1 jalapenopeppar, urkärnad och tunt skivad

2 romska tomater, skurna i skivor

1 lök skuren i tunna skivor

2 matskedar hackad färsk basilika

2 matskedar hackad färsk persilja

2 matskedar hackad färsk mynta

2 matskedar hackad färsk gräslök

4 matskedar olivolja

1 matsked balsamvinäger

1 matsked citronsaft

1 tsk färsk vitlök, pressad

Havssalt och nymalen svartpeppar efter smak

2 matskedar näringsjäst

1/2 kopp Kalamata oliver, skivade

Adresser

Koka upp vatten och bulgur i en kastrull. Sätt genast på värmen och låt koka i cirka 20 minuter eller tills bulguren är mjuk och vattnet nästan absorberats. Nagga med en gaffel och bred ut på en stor bricka för att svalna.

Lägg bulguren i en salladsskål, följt av kikärter, gurka, paprika, tomat, lök, basilika, persilja, mynta och gräslök.

Blanda olivolja, balsamvinäger, citronsaft, vitlök, salt och svartpeppar på en liten tallrik. Krydda salladen och blanda ihop.

Strö näringsjäst på toppen, garnera med oliver och servera i rumstemperatur. Att tycka om!

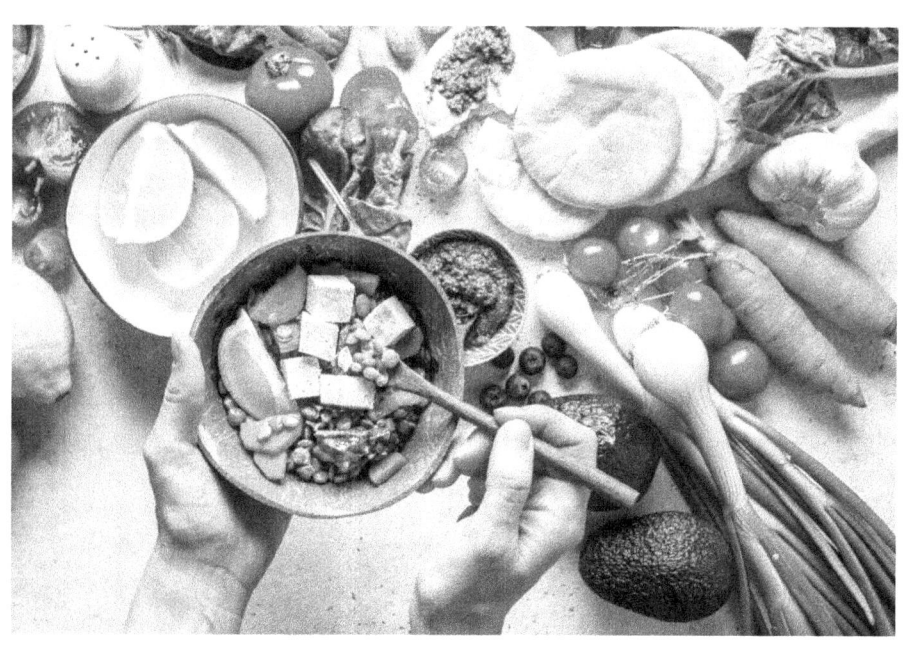

Klassisk rostad pepparsallad

(Färdig på cirka 15 minuter + kyltid | För 3 personer)

Per portion: Kalorier: 178; Fetter: 14,4g; Kolhydrater: 11,8g; Proteiner: 2,4 g

Ingredienser

6 paprika

3 matskedar extra virgin olivolja

3 teskedar rödvinsvinäger

3 vitlöksklyftor, fint hackade

2 matskedar hackad färsk persilja

Havssalt och nymalen svartpeppar efter smak

1/2 tsk röd paprikaflingor

6 matskedar hackade pinjenötter

Adresser

Grädda paprikorna på en plåt klädd med bakplåtspapper i cirka 10 minuter, vänd på pannan halvvägs genom gräddningstiden, tills de är förkolnade på alla sidor.

Täck sedan paprikorna med plastfolie för ångkokning. Kassera skinn, frön och kärna.

Skär paprikan i strimlor och blanda med övriga ingredienser. Kyl till servering. Att tycka om!

Full vinterquinoasoppa

(Färdig på cirka 25 minuter | För 4 personer)

Per portion: Kalorier: 328; Fetter: 11,1 g; Kolhydrater: 44,1g; Proteiner: 13,3g

Ingredienser

2 matskedar olivolja

1 hackad lök

2 morötter, skalade och hackade

1 hackad palsternacka

1 stjälkselleri, hackad

1 dl hackad gul squash

4 vitlöksklyftor, krossade eller hackade

4 koppar rostad grönsakssoppa

2 medelstora tomater, krossade

1 kopp quinoa

Havssalt och mald svartpeppar efter smak

1 lager

2 dl mangold, ta bort de hårda revbenen och skär i bitar

2 matskedar hackad italiensk persilja

Adresser

Hetta upp oliverna i en tjockbottnad gryta på medelhög värme. Fräs nu lök, morot, palsternacka, selleri och zucchini i cirka 3 minuter eller tills grönsakerna är mjuka.

Tillsätt vitlöken och fortsätt fräsa i 1 minut eller tills den är aromatisk.

Tillsätt sedan grönsaksbuljong, tomater, quinoa, salt, peppar och lagerblad; jäsa. Sänk värmen omedelbart och låt koka i 13 minuter.

Lägg till mangold; fortsätt att koka på låg värme tills mangold vissnar.

Servera i separata skålar och garnera med färsk persilja. Att tycka om!

gröna linssallad

(Färdig på cirka 20 minuter + kylningstid | För 5 måltider)

Per portion: Kalorier: 349; Fetter: 15,1g; Kolhydrater: 40,9g; Proteiner: 15,4g

Ingredienser

1 ½ dl gröna linser, sköljda

2 koppar ruccola

2 dl romansallat, skuren i bitar

1 kopp babyspenat

1/4 kopp hackad färsk basilika

1/2 kopp hackad schalottenlök

2 vitlöksklyftor, fint hackade

1/4 kopp torkade tomater packade i olja, tvättade och hackade

5 matskedar extra virgin olivolja

3 matskedar färsk citronsaft

Havssalt och mald svartpeppar efter smak

Adresser

Koka upp 4 ½ dl vatten och röda linser i en stor gryta.

Värm genast upp på låg värme och fortsätt att koka linser i ytterligare 15 till 17 minuter eller tills de är mjuka men inte mosiga. Häll av och låt svalna helt.

Överför linser till en salladsskål; blanda linserna med övriga ingredienser tills de är väl blandade.

Servera kall eller rumstemperatur. Att tycka om!

. Pumpasoppa med ekollon, kikärter och couscous

(Färdig på cirka 20 minuter | För 4 personer)

Per portion: Kalorier: 378; Fetter: 11g; Kolhydrater: 60,1g; Proteiner: 10,9 g

Ingredienser

2 matskedar olivolja

1 schalottenlök hackad

1 morot, skivad och hackad

2 koppar hackade ekollon

1 stjälkselleri, hackad

1 tsk finhackad vitlök

1 tsk torkad rosmarin, hackad

1 tsk torkad timjan, hackad

2 dl lökkräm

2 koppar vatten

1 kopp torr couscous

Havssalt och mald svartpeppar efter smak

1/2 tsk röd paprikaflingor

6 uns konserverade kikärter, avrunna

2 matskedar färsk citronsaft

Adresser

Hetta upp oliverna i en tjockbottnad gryta på medelhög värme. Fräs nu schalottenlök, morötter, pumpa och selleri i cirka 3 minuter eller tills grönsakerna är mjuka.

Tillsätt vitlök, rosmarin och timjan och fortsätt fräsa i 1 minut eller tills det doftar.

Tillsätt sedan buljong, vatten, couscous, salt, svartpeppar och rödpepparflingor; jäsa. Sänk värmen omedelbart och låt koka i 12 minuter.

Tillsätt konserverade kikärter; fortsätt koka på låg värme tills den är genomvärmd eller ca 5 minuter till.

Servera i individuella skålar och ringla citronsaft över toppen. Att tycka om!

. Kålsoppa med vitlökscrostini

(Färdig på cirka 1 timme | För 4 personer)

Per portion: Kalorier: 408; Fetter: 23,1 g; Kolhydrater: 37,6g; Proteiner: 11,8g

Ingredienser

Soppa:

2 matskedar olivolja

1 medelstor purjolök hackad

1 kopp hackade rödbetor

1 hackad palsternacka

1 hackad morot

2 koppar hackad kål

2 vitlöksklyftor, fint hackade

4 koppar grönsakssoppa

2 lagerblad

Havssalt och mald svartpeppar efter smak

1/4 tsk spiskummin

1/2 tsk senapsfrön

1 tsk torkad basilika

2 tomater, mosade

Crostini:

8 skivor baguette

2 vitlökhuvuden

4 matskedar extra virgin olivolja

Adresser

Värm 2 matskedar oliver i fonden på medelvärme. Fräs nu purjolök, kålrot, palsternacka och morötter i ca 4 minuter eller tills grönsakerna är knapriga.

Tillsätt vitlök och vitkål och fortsätt fräsa i 1 minut eller tills det doftar.

Tillsätt sedan grönsaksbuljongen, lagerbladen, salt, svartpeppar, spiskummin, senapsfrön, torkad basilika och mosade tomater; jäsa. Sänk genast värmen och låt koka i ca 20 minuter.

Värm under tiden ugnen till 375 grader F. Grädda nu vitlök och baguetteskivor i cirka 15 minuter. Ta ut crostinin från ugnen.

Fortsätt att rosta vitlöken i ytterligare 45 minuter eller tills den är mjuk. Låt vitlöken svalna.

Skär nu varje vitlök med en vass sågtandad kniv för att separera alla klyftor.

Krama ur de rostade vitlöksklyftorna ur skalet. Mosa vitlöksmassan med 4 matskedar extra virgin olivolja.

Fördela den rostade vitlöksblandningen jämnt över toppen av crostinin. Servera med varm soppa. Att tycka om!

Grädde av gröna bönsoppa

(Färdig på cirka 35 minuter | För 4 personer)

Per portion: Kalorier: 410; Fetter: 19,6g; Kolhydrater: 50,6g; Proteiner: 13,3 g

Ingredienser

1 matsked sesamolja

1 hackad lök

1 grön paprika, kärnad och hackad

2 röda potatisar, skalade och tärnade

2 hackade vitlöksklyftor

4 koppar grönsakssoppa

1 pund gröna bönor, hackade

Havssalt och mald svartpeppar, för smaksättning

1 kopp fullfet kokosmjölk

Adresser

Värm sesamfröna i en tjockbottnad gryta på medelhög värme. Fräs nu lök, paprika och potatis i ca 5 minuter, rör om då och då.

Tillsätt vitlöken och fortsätt fräsa i 1 minut eller tills den doftar.

Tillsätt sedan grönsaksbuljong, gröna bönor, salt och svartpeppar; jäsa. Sänk värmen omedelbart och låt koka i 20 minuter.

Purea gröna bönblandningen med en stavmixer tills den är slät och krämig.

Häll tillbaka den purerade blandningen i grytan. Tillsätt kokosmjölken och fortsätt koka tills den är genomvärmd eller ca 5 minuter till.

Servera i individuella skålar och servera varma. Att tycka om!

Traditionell fransk löksoppa

(Färdig på cirka 1 timme och 30 minuter | För 4 personer)

Per portion: Kalorier: 129; Fetter: 8,6 g; Kolhydrater: 7,4g; Proteiner: 6,3g

Ingredienser

2 matskedar olivolja

2 stora gula lökar, tunt skivade

2 kvistar timjan, hackad

2 kvistar rosmarin, hackad

2 teskedar balsamvinäger

4 koppar grönsakssoppa

Havssalt och mald svartpeppar efter smak

Adresser

Värm olivoljan på måttlig värme i en kastrull eller gryta. Koka nu löken med timjan, rosmarin och 1 tsk havssalt i ca 2 minuter.

Sänk nu värmen till medel-låg och fortsätt att koka tills löken är karamelliserad eller ca 50 minuter.

Tillsätt balsamvinägern och fortsätt koka i ytterligare 15. Tillsätt buljong, salt och svartpeppar och fortsätt att sjuda i 20 till 25 minuter.

Servera med rostat bröd och njut!

. rostad morotssoppa

(Färdig på cirka 50 minuter | För 4 personer)

Per portion: Kalorier: 264; Fetter: 18,6g; Kolhydrater: 20,1g; Proteiner: 7,4 g

Ingredienser

1 ½ kilo morötter

4 matskedar olivolja

1 hackad gul lök

2 hackade vitlöksklyftor

1/3 tsk malen spiskummin

Havssalt och vitpeppar efter smak.

1/2 tesked gurkmejapulver

4 koppar grönsakssoppa

2 teskedar citronsaft

2 matskedar färsk koriander, hackad

Adresser

Börja med att förvärma ugnen till 400 grader F. Ordna morötterna på en stor plåt klädd med bakplåtspapper; blanda morötter med 2 matskedar olivolja.

Grädda morötterna i cirka 35 minuter eller tills de är mjuka.

Värm de återstående 2 msk olivolja i en kastrull med tjock botten. Fräs nu löken och vitlöken i cirka 3 minuter eller tills de är gyllenbruna.

Tillsätt spiskummin, salt, peppar, gurkmeja, grönsaksfond och rostade morötter. Fortsätt koka på låg värme i ytterligare 12 minuter.

Puréa din soppa med en stavmixer. Ringla soppan med citronsaft och servera garnerad med färska korianderblad. Att tycka om!

Italiensk Penne Pasta Sallad

(Färdig på cirka 15 minuter + kyltid | För 3 personer)

Per portion: Kalorier: 614; Fetter: 18,1g; Kolhydrater: 101g; Proteiner: 15,4g

Ingredienser

9 uns penne pasta

9 uns konserverade cannellinibönor, avrunna

1 liten lök, tunt skivad

1/3 kopp Niçoise oliver, urkärnade och skivade

2 italienska paprikor, skivade

1 dl körsbärstomater, halverade

3 koppar ruccola

Bandage:

3 matskedar extra virgin olivolja

1 tsk citronskal

1 tsk finhackad vitlök

3 matskedar balsamvinäger

1 tesked av en blandning av italienska örter

Havssalt och mald svartpeppar efter smak

Adresser

Koka pennepastan enligt anvisningarna på förpackningen. Häll av och skölj pastan. Låt svalna helt och överför sedan till en salladsskål.

Tillsätt sedan gröna bönor, lök, oliver, paprika, tomat och ruccola i salladsskålen.

Blanda alla ingredienser till dressingen tills allt är väl blandat. Krydda salladen och servera den väldigt kall. Att tycka om!

Indisk Chana Chaat sallad

(Färdig på cirka 45 minuter + kyltid | För 4 personer)

Per portion: Kalorier: 604; Fetter: 23,1 g; Kolhydrater: 80g; Proteiner: 25,3g

Ingredienser

1 pund torkade kikärter, blötlagda över natten

2 San Marzano tomater, tärnade

1 persisk gurka, skivad

1 hackad lök

1 paprika, kärnad och tunt skivad

1 grön chili, kärnad och tunt skivad

2 nävar ung spenat

1/2 tsk Kashmiri chilipulver

4 hackade curryblad

1 matsked chaat masala

2 matskedar färsk citronsaft eller efter smak

4 matskedar olivolja

1 tsk agavesirap

1/2 tsk senapsfrön

1/2 tsk korianderfrön

2 matskedar sesamfrön, lätt rostade

2 matskedar färsk koriander, hackad

Adresser

Låt kikärtorna rinna av och överför dem till en stor kastrull. Täck kikärtorna med 2 cm vatten och låt det koka upp.

Öka genast värmen och fortsätt koka i cirka 40 minuter.

Blanda kikärter med tomater, gurka, lök, paprika, spenat, chilipulver, curryblad och chaat masala.

Blanda citronsaft, olivolja, agavesirap, senapsfrön och korianderfrön väl i en liten skål.

Garnera med sesamfrön och färsk koriander. Att tycka om!

Thailändsk sallad med nudlar och tempeh

(Färdig på cirka 45 minuter | För 3 personer)

Per portion: Kalorier: 494; Fetter: 14,5g; Kolhydrater: 75g; Proteiner: 18,7g

Ingredienser

6 uns tempeh

4 matskedar risvinäger

4 matskedar sojasås

2 hackade vitlöksklyftor

1 liten lime, färskpressad

5 uns risnudlar

1 julienne skivad morot

1 schalottenlök hackad

3 nävar bok choy, tunt skivad

3 nävar grönkål, skuren i bitar

1 paprika, kärnad och tunt skivad

1 fågelperspektiv chile, hackad

1/4 kopp jordnötssmör

2 matskedar agavesirap

Adresser

Placera tempeh, 2 matskedar vardera av risvinäger, sojasås, vitlök och citronsaft i en keramisk skål; låt det jäsa i ca 40 minuter.

Koka under tiden risnudlarna enligt anvisningarna på förpackningen. Häll av nudlarna och överför dem till en salladsskål.

Tillsätt morötter, schalottenlök, kål, grönkål och paprika i en salladsskål. Tillsätt jordnötssmöret, de återstående 2 msk risvinäger och agavesirapen och rör om.

Toppa med marinerad tempeh och servera genast. Att tycka om!

Klassisk broccolikräm

(Färdig på cirka 35 minuter | För 4 personer)

Per portion: Kalorier: 334; Fetter: 24,5g; Kolhydrater: 22,5g; Proteiner: 10,2g

Ingredienser

2 matskedar olivolja

1 pund broccolibuktor

1 hackad lök

1 revben selleri, hackad

1 hackad palsternacka

1 tsk finhackad vitlök

3 koppar grönsakssoppa

1/2 tsk torkad dill

1/2 tsk torkad oregano

Havssalt och mald svartpeppar efter smak

2 matskedar linfrömjöl

1 kopp fullfet kokosmjölk

Adresser

Hetta upp olivoljan i en tjockbottnad gryta på medelhög värme. Fräs nu broccoli, lök, selleri och palsternacka i cirka 5 minuter, rör om då och då.

Tillsätt vitlöken och fortsätt fräsa i 1 minut eller tills den doftar.

Tillsätt sedan grönsaksbuljong, dill, oregano, salt och svartpeppar; jäsa. Sänk genast värmen och låt koka i ca 20 minuter.

Mosa soppan med en stavmixer tills den är slät och krämig.

Häll tillbaka den purerade blandningen i grytan. Tillsätt linfrömjöl och kokosmjölk; fortsätt koka på låg värme tills den är genomvärmd eller ca 5 minuter.

Servera i fyra skålar och njut!

Marockansk lins- och russinsallad

(Färdig på cirka 20 minuter + kyltid | För 4 personer)

Per portion: Kalorier: 418; Fetter: 15g; Kolhydrater: 62,9g; Proteiner: 12,4 g

Ingredienser

1 dl röda linser, sköljda

1 stor morot, finhackad

1 persisk gurka, tunt skivad

1 huvud söt lök, hackad

1/2 kopp gyllene russin

1/4 kopp färsk mynta, hackad

1/4 kopp färsk basilika, hackad

1/4 kopp extra virgin olivolja

1/4 kopp citronsaft, färskpressad

1 tsk rivet citronskal

1/2 tsk färsk ingefära, skalad och hackad

1/2 tesked granulerad vitlök

1 tsk mald kryddpeppar

Havssalt och mald svartpeppar efter smak

Adresser

Koka upp 3 dl vatten och 1 dl linser i en stor gryta.

Öka omedelbart värmen och fortsätt att koka linserna i ytterligare 15 till 17 minuter, eller tills de är mjuka men ännu inte mosiga. Häll av och låt svalna helt.

Överför linser till en salladsskål; tillsätt morot, gurka och sötlök. Tillsätt sedan russin, mynta och basilika i din sallad.

Blanda olivolja, citronsaft, citronskal, ingefära, granulerad vitlök, kryddpeppar, salt och svartpeppar i en liten tallrik.

Krydda salladen och servera den väldigt kall. Att tycka om!

Sparris och kikärtssallad

(Färdig på cirka 10 minuter + kylningstid | 5 portioner)

Per portion: Kalorier: 198; Fetter: 12,9 g; Kolhydrater: 17,5g; Proteiner: 5,5g

Ingredienser

1 ¼ pund sparris, putsad och skuren i små bitar

5 uns konserverade kikärter, avrunna och sköljda

1 chipotle chili, kärnad och finhackad

1 italiensk paprika, kärnad och hackad

1/4 kopp hackade färska basilikablad

1/4 kopp färska bladpersilja, hackad

2 matskedar färska myntablad

2 matskedar hackad färsk gräslök

1 tsk finhackad vitlök

1/4 kopp extra virgin olivolja

1 matsked balsamvinäger

1 matsked färsk citronsaft

2 matskedar sojasås

1/4 tsk mald kryddpeppar

1/4 tsk malen spiskummin

Havssalt och nymalda pepparkorn, efter smak

Adresser

Koka upp en stor kastrull med saltat vatten med sparrisen; låt det koka i 2 minuter; dränera och skölj.

Överför sparrisen till en salladsskål.

Blanda sparris med kikärter, paprika, örter, vitlök, olivolja, vinäger, limejuice, soja och kryddor.

Blanda ihop och servera omedelbart. Att tycka om!

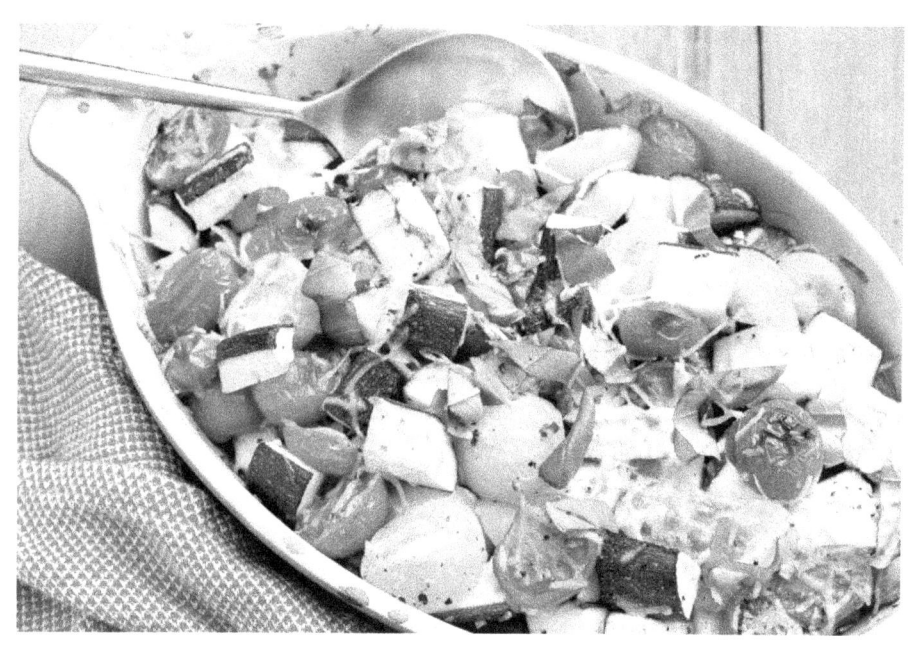

Gammaldags sallad med gröna bönor

(Färdig på cirka 10 minuter + kyltid | För 4 personer)

Per portion: Kalorier: 240; Fetter: 14,1g; Kolhydrater: 29g; Proteiner: 4,4g

Ingredienser

1 ½ pund gröna bönor, hackade

1/2 dl hackad gräslök

1 tsk finhackad vitlök

1 persisk gurka, skivad

2 dl druvtomater, halverade

1/4 kopp olivolja

1 tsk delikat senap

2 msk tamarisås

2 matskedar citronsaft

1 matsked äppelcidervinäger

1/4 tsk spiskumminpulver

1/2 tsk torkad timjan

Havssalt och mald svartpeppar efter smak

Adresser

Koka gröna bönor i en stor kastrull med saltat vatten tills de är mjuka, eller cirka 2 minuter.

Häll av och låt bönorna svalna helt; överför dem sedan till en salladsskål. Blanda bönorna med resterande ingredienser.

Att tycka om!

Vinterbönsoppa

(Färdig på cirka 25 minuter | För 4 personer)

Per portion: Kalorier: 234; Fetter: 5,5 g; Kolhydrater: 32,3g; Proteiner: 14,4g

Ingredienser

1 matsked olivolja

2 matskedar hackad schalottenlök

1 hackad morot

1 hackad palsternacka

1 stjälkselleri, hackad

1 tsk hackad färsk vitlök

4 koppar grönsakssoppa

2 lagerblad

1 kvist rosmarin, hackad

16 uns konserverade marinbönor

Flingat havssalt och mald svartpeppar efter smak

Adresser

Hetta upp oliverna i en tjockbottnad gryta på medelhög värme. Fräs nu schalottenlök, morötter, palsternacka och selleri i cirka 3 minuter eller tills grönsakerna är mjuka.

Tillsätt vitlöken och fortsätt fräsa i 1 minut eller tills den är aromatisk.

Tillsätt sedan grönsaksbuljong, lagerblad och rosmarin och låt det koka upp. Sänk omedelbart värmen och låt koka i 10 minuter.

Tillsätt de vita bönorna och fortsätt att sjuda i cirka 5 minuter tills de är genomvärmda. Krydda med salt och svartpeppar efter smak.

Servera i individuella skålar, lägg i ett lagerblad och servera varmt. Att tycka om!

Italiensk cremini svampsoppa

(Färdig på cirka 15 minuter | För 3 personer)

Per portion: Kalorier: 154; Fetter: 12,3g; Kolhydrater: 9,6g; Proteiner: 4,4g

Ingredienser

3 matskedar veganskt smör

1 hackad vitlök

1 röd paprika, hackad

1/2 tsk pressad vitlök

3 dl cremini svamp, hackad

2 matskedar mandelmjöl

3 koppar vatten

1 tesked av en blandning av italienska örter

Havssalt och mald svartpeppar efter smak

1 stor sked hackad färsk gräslök

Adresser

Smält det veganska smöret i en kastrull på medelvärme. När de är uppvärmda, fräs löken och paprikan i ca 3 minuter tills de mjuknar.

Tillsätt vitlöken och cremini-svampen och fortsätt fräsa tills svampen är mjuk. Strö mandelmjölet över svampen och fortsätt koka i ca 1 minut.

Tillsätt resterande ingredienser. Koka upp, täckt och fortsätt koka i ytterligare 5 till 6 minuter tills vätskan tjocknar lite.

Servera i tre soppskålar och garnera med färsk gräslök. Att tycka om!

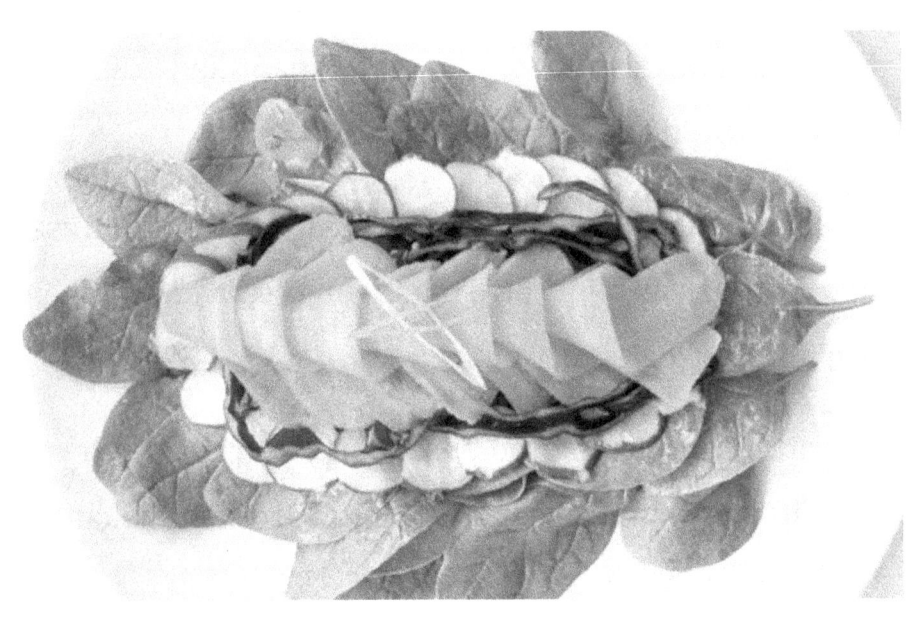

Potatisgrädde med örter

(Färdig på cirka 40 minuter | För 4 personer)

Per portion: Kalorier: 400; Fetter: 9g; Kolhydrater: 68,7g; Proteiner: 13,4 g

Ingredienser

2 matskedar olivolja

1 hackad lök

1 stjälkselleri, hackad

4 stora potatisar, skalade och hackade

2 hackade vitlöksklyftor

1 tsk hackad färsk basilika

1 tsk hackad färsk persilja

1 tsk hackad färsk rosmarin

1 lager

1 tsk mald kryddpeppar

4 koppar grönsakssoppa

Salta och nymalen svartpeppar efter smak.

2 matskedar hackad färsk gräslök

Adresser

Hetta upp olivoljan i en tjockbottnad gryta på medelhög värme. När den är uppvärmd, fräs löken, sellerin och potatisen i cirka 5 minuter, rör om då och då.

Tillsätt vitlök, basilika, persilja, rosmarin, lagerblad och kryddpeppar och fortsätt fräsa i 1 minut eller tills det doftar.

Tillsätt nu grönsaksbuljongen, salt och svartpeppar och låt koka upp snabbt. Sänk genast värmen och låt koka i ca 30 minuter.

Mosa soppan med en stavmixer tills den är slät och krämig.

Värm soppan och servera den med färsk gräslök. Att tycka om!

Quinoa och avokadosallad

(Färdig på cirka 15 minuter + kylningstid | För 4 måltider)

Per portion: Kalorier: 399; Fetter: 24,3g; Kolhydrater: 38,5g; Proteiner: 8,4g

Ingredienser

1 dl quinoa, sköljd

1 hackad lök

1 tomat, tärnad

2 rostade paprika skurna i strimlor

2 matskedar hackad persilja

2 matskedar hackad basilika

1/4 kopp extra virgin olivolja

2 matskedar rödvinsvinäger

2 matskedar citronsaft

1/4 tsk cayennepeppar

Havssalt och nymalen svartpeppar, till smaksättning

1 avokado, skalad, urkärnad och skivad

1 matsked rostade sesamfrön

Adresser

Häll vattnet och quinoan i en kastrull och låt koka upp. Sätt genast på värmen för att koka.

Låt koka i ca 13 minuter tills quinoan har absorberat allt vatten; Nagga quinoan med en gaffel och låt svalna helt. Överför sedan quinoan till en salladsskål.

Tillsätt lök, tomat, rostad paprika, persilja och basilika i salladsskålen. Blanda olivolja, vinäger, citronsaft, cayennepeppar, salt och svartpeppar i en annan liten skål.

Krydda salladen och rör om så att den blandas väl. Lägg avokadoskivorna ovanpå och garnera med rostade sesamfrön.

Att tycka om!

Tabbouleh sallad med tofu

(Färdig på cirka 20 minuter + kyltid | För 4 personer)

Per portion: Kalorier: 379; Fetter: 18,3g; Kolhydrater: 40,7g; Proteiner: 19,9g

Ingredienser

1 kopp bulgurvete

2 San Marzano tomater, skivade

1 persisk gurka, tunt skivad

2 matskedar hackad basilika

2 matskedar hackad persilja

4 hackad gräslök

2 koppar ruccola

2 dl babyspenat, skuren i bitar

4 matskedar tahini

4 matskedar citronsaft

1 matsked sojasås

1 tsk färsk vitlök, pressad

Havssalt och mald svartpeppar efter smak

12 uns rökt tofu, tärnad

Adresser

Koka upp 2 dl vatten och bulgur i en kastrull. Sänk genast värmen och låt koka i cirka 20 minuter eller tills bulguren är mjuk och vattnet nästan absorberats. Nagga med en gaffel och bred ut på en stor bricka för att svalna.

Lägg bulguren i en salladsskål, följt av tomater, gurka, basilika, persilja, salladslök, ruccola och spenat.

Blanda tahini, citronsaft, soja, vitlök, salt och svartpeppar i en liten tallrik. Krydda salladen och blanda ihop.

Toppa salladen med rökt tofu och servera i rumstemperatur. Att tycka om!

Trädgårdspastasallad

(Färdig på cirka 10 minuter + kyltid | För 4 personer)

Per portion: Kalorier: 479; Fetter: 15g; Kolhydrater: 71,1g; Proteiner: 14,9g

Ingredienser

12 uns rotini pasta

1 liten lök, tunt skivad

1 dl körsbärstomater, halverade

1 paprika, hackad

1 jalapenopeppar, finhackad

1 msk kapris, avrunnen

2 dl isbergssallad, skuren i bitar

2 matskedar hackad färsk persilja

2 msk hackad färsk koriander

2 matskedar hackad färsk basilika

1/4 kopp olivolja

2 matskedar äppelcidervinäger

1 tsk pressad vitlök

Kosher salt och mald svartpeppar, efter smak

2 matskedar näringsjäst

2 matskedar stekta och hackade pinjenötter

Adresser

Koka pastan enligt anvisningarna på förpackningen. Häll av och skölj pastan. Låt svalna helt och överför sedan till en salladsskål.

Tillsätt sedan lök, tomater, paprika, kapris, sallad, persilja, koriander och basilika i salladsskålen.

Vispa olivolja, vinäger, vitlök, salt, svartpeppar och näringsjäst. Krydda salladen och toppa med rostade pinjenötter. Att tycka om!

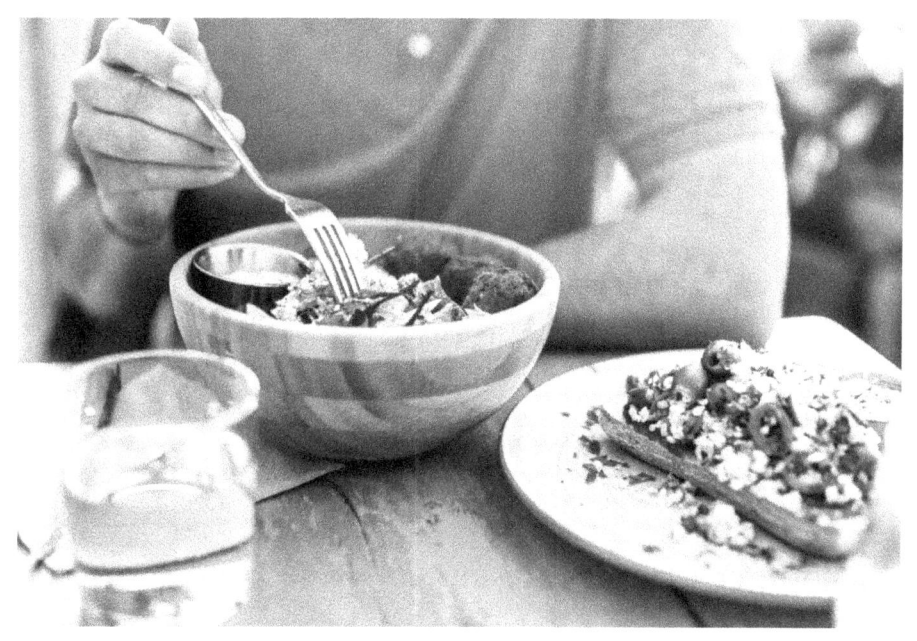

Traditionell ukrainsk borsjtj

(Färdig på cirka 40 minuter | För 4 personer)

Per portion: Kalorier: 367; Fetter: 9,3 g; Kolhydrater: 62,7g; Proteiner: 12,1 g

Ingredienser

2 matskedar sesamolja

1 rödlök, hackad

2 morötter, putsade och skivade

2 stora rödbetor, skalade och skivade

2 stora potatisar, skalade och tärnade

4 koppar grönsakssoppa

2 hackade vitlöksklyftor

1/2 tsk spiskummin

1/2 tsk sellerifrön

1/2 tsk fänkålsfrön

1 pund rödkål, strimlad

1/2 tsk blandade pepparkorn, nyhackade

Kosher salt, efter smak

2 lagerblad

2 matskedar vinäger

Adresser

Värm sesamoljan i ugnen på medelvärme. När den är varm, fräs löken tills den är mjuk och genomskinlig, ca 6 minuter.

Tillsätt morötter, rödbetor och potatis och fortsätt stuvningen i ytterligare 10 minuter, tillsätt grönsakssoppa då och då.

Tillsätt sedan vitlök, spiskummin, sellerifrön, fänkålsfrön och fortsätt fräsa i ytterligare 30 sekunder.

Tillsätt kål, blandade pepparkorn, salt och lagerblad. Tillsätt resterande buljong och låt koka upp.

Öka genast värmen och fortsätt koka i ytterligare 20 till 23 minuter tills grönsakerna är mjuka.

Servera i separata skålar och ringla vinäger över. Servera och njut!

Beluga linssallad

(Färdig på cirka 20 minuter + kyltid | För 4 personer)

Per portion: Kalorier: 338; Fetter: 16,3g; Kolhydrater: 37,2g; Proteiner: 13g

Ingredienser

1 dl belugalinser, sköljda

1 persisk gurka, skivad

1 stor tomat, skivad

1 rödlök, hackad

1 paprika skuren i skivor

1/4 kopp hackad färsk basilika

1/4 kopp färsk italiensk persilja, hackad

2 uns gröna oliver, urkärnade och skivade

1/4 kopp olivolja

4 matskedar citronsaft

1 tsk delikat senap

1/2 tsk finhackad vitlök

1/2 tsk mald röd paprika

Havssalt och mald svartpeppar efter smak

Adresser

Koka upp 3 dl vatten och 1 dl linser i en stor gryta.

Värm genast upp på låg värme och fortsätt att koka linser i ytterligare 15 till 17 minuter eller tills de är mjuka men inte mosiga. Häll av och låt svalna helt.

Överför linser till en salladsskål; tillsätt gurka, tomater, lök, paprika, basilika, persilja och oliver.

Blanda olivolja, citronsaft, senap, vitlök, rödpeppar, salt och svartpeppar i en liten skål.

Gör en sallad, blanda och servera kyld. Att tycka om!

Naansallad i indisk stil

(Färdig på cirka 10 minuter | För 3 personer)

Per portion: Kalorier: 328; Fetter: 17,3g; Kolhydrater: 36,6g; Proteiner: 6,9 g

Ingredienser

3 matskedar sesamolja

1 tsk ingefära, skalad och malen

1/2 tsk spiskummin

1/2 tsk senapsfrön

1/2 tsk blandade pepparkorn

1 msk curryblad

3 naanbröd, delade i små bitar

1 schalottenlök hackad

2 hackade tomater

Himalayasalt efter smak

1 matsked sojasås

Adresser

Värm 2 matskedar sesamolja i en non-stick stekpanna på medelhög värme.

Fräs ingefära, spiskummin, senapsfrön, blandade pepparkorn och curryblad i ca 1 minut tills de doftar.

Tillsätt naan-brödet och fortsätt att koka, rör om då och då, tills det är gyllenbrunt och väl täckt med kryddorna.

Lägg schalottenlök och tomater i en salladsskål; blanda med salt, sojasås och resterande matsked sesamolja.

Lägg det rostade brödet ovanpå salladen och servera i rumstemperatur. Att tycka om!

Rostad pepparsallad i grekisk stil

(Färdig på cirka 10 minuter | För 2 portioner)

Per portion: Kalorier: 185; Fetter: 11,5 g; Kolhydrater: 20,6g; Proteiner: 3,7 g

Ingredienser

2 röda paprikor

2 gul paprika

2 vitlöksklyftor, krossade

4 teskedar extra virgin olivolja

1 msk kapris, skölj och låt rinna av

2 matskedar rödvinsvinäger

Havssalt och mald peppar, efter smak

1 tsk färsk dill, hackad

1 tsk hackad färsk oregano

1/4 kopp Kalamata oliver, urkärnade och skivade

Adresser

Grädda paprikorna på en plåt klädd med bakplåtspapper i cirka 10 minuter, vänd på pannan halvvägs genom gräddningstiden, tills de är förkolnade på alla sidor.

Täck sedan paprikorna med plastfolie för ångkokning. Kassera skinn, frön och kärna.

Skär paprikorna i strimlor och lägg dem i en salladsskål. Tillsätt de återstående ingredienserna och rör om så att det blandas väl.

Kyl till servering. Att tycka om!

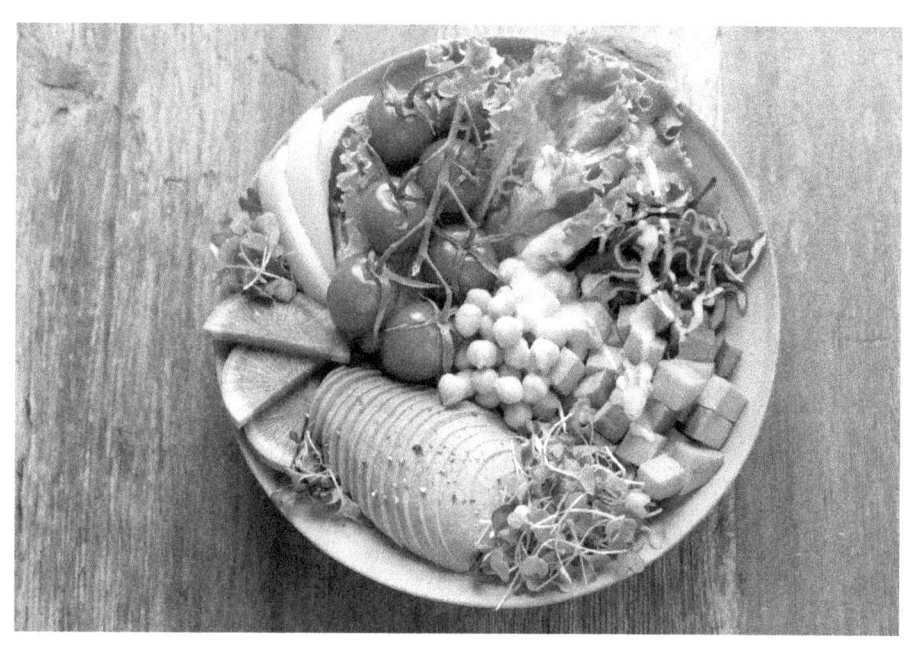

Bön- och potatissoppa

(Färdig på cirka 30 minuter | För 4 personer)

Per portion: Kalorier: 266; Fetter: 7,7 g; Kolhydrater: 41,3g; Proteiner: 9,3g

Ingredienser

2 matskedar olivolja

1 hackad lök

1 pund potatis, skalad och tärnad

1 medelstor selleristjälk, hackad

2 hackade vitlöksklyftor

1 tsk paprika

4 koppar vatten

2 msk vegansk buljongpulver

16 uns konserverade bönor, avrunna

2 koppar babyspenat

Havssalt och mald svartpeppar efter smak

Adresser

Hetta upp oliverna i en tjockbottnad gryta på medelhög värme. Fräs nu lök, potatis och selleri i cirka 5 minuter eller tills löken är genomskinlig och mjuk.

Tillsätt vitlöken och fortsätt fräsa i 1 minut eller tills den är aromatisk.

Tillsätt sedan paprika, vatten och veganskt buljongpulver och låt koka upp. Sänk värmen omedelbart och låt koka i 15 minuter.

Tillsätt kidneybönor och spenat; fortsätt sjuda i ca 5 minuter tills allt är genomvärmt. Krydda med salt och svartpeppar efter smak.

Servera i individuella skålar och servera varma. Att tycka om!

Vinterquinoasallad med pickles

(Färdig på cirka 20 minuter + kyltid | För 4 personer)

Per portion: Kalorier: 346; Fetter: 16,7 g; Kolhydrater: 42,6g; Proteiner: 9,3 g

Ingredienser

1 kopp quinoa

4 vitlöksklyftor, hackade

2 pickles, hackade

10 uns konserverad röd paprika, hackad

1/2 kopp gröna oliver, urkärnade och skivade

2 dl grönsaker, hackade

2 dl isbergssallad, skuren i bitar

4 inlagda chili, hackade

4 matskedar olivolja

1 matsked citronsaft

1 tsk citronskal

1/2 tsk torkad mejram

Havssalt och mald svartpeppar efter smak

1/4 kopp färsk gräslök, grovt hackad

Adresser

Häll två koppar vatten och quinoa i en kastrull och låt koka upp. Sätt genast på värmen för att koka.

Låt koka i ca 13 minuter tills quinoan har absorberat allt vatten; Nagga quinoan med en gaffel och låt svalna helt. Överför sedan quinoan till en salladsskål.

Lägg till vitlök, pickles, paprika, oliver, kål, sallad och picklad chili i en salladsskål och blanda ihop.

I en liten skål gör du dressingen genom att blanda resterande ingredienser med en visp. Krydda salladen, blanda väl och servera genast. Att tycka om!

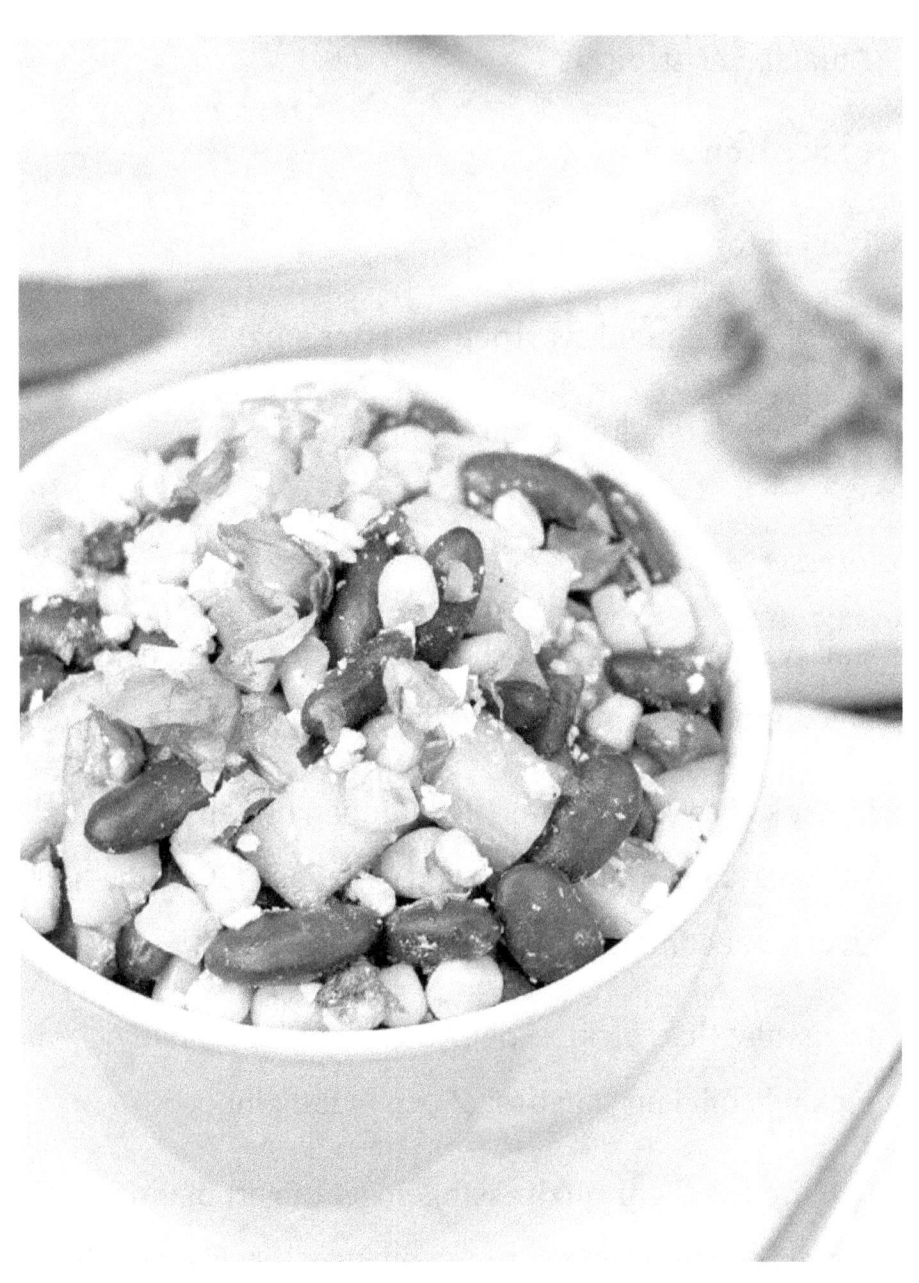

Rostad skogssvampsoppa

(Färdig på cirka 55 minuter | För 3 personer)

Per portion: Kalorier: 313; Fetter: 23,5 g; Kolhydrater: 14,5g; Proteiner: 14,5g

Ingredienser

3 matskedar sesamolja

1 pund blandade vilda svampar, skivade

1 hackad vitlök

3 vitlöksklyftor, hackade och delade

2 kvistar timjan, hackad

2 kvistar rosmarin, hackad

1/4 kopp linfrömjöl

1/4 kopp torrt vitt vin

3 koppar grönsakssoppa

1/2 tsk röda chiliflakes

Vitlök, salt och nymalen svartpeppar, till smaksättning

Adresser

Börja med att förvärma ugnen till 395 grader F.

Lägg svampen i ett enda lager på en plåt med bakplåtspapper. Ringla svamp med 1 msk sesamolja.

Grädda svampen i den förvärmda ugnen i cirka 25 minuter eller tills de är mjuka.

Värm de återstående 2 msk sesamolja i en kastrull på medelvärme. Fräs sedan löken i cirka 3 minuter eller tills den är mjuk och genomskinlig.

Tillsätt sedan vitlök, timjan och rosmarin och fortsätt fräsa i ca 1 minut tills det är aromatiskt. Strö linfrömjöl över allt.

Tillsätt de återstående ingredienserna och fortsätt att sjuda i ytterligare 10 till 15 minuter eller tills allt är kokt.

Tillsätt de rostade svamparna och fortsätt stuva i ytterligare 12 minuter. Servera i soppskålar och servera varm. Att tycka om!

Gröna bönsoppa i medelhavsstil

(Färdig på cirka 25 minuter | För 5 personer)

Per portion: Kalorier: 313; Fetter: 23,5 g; Kolhydrater: 14,5g; Proteiner: 14,5g

Ingredienser

2 matskedar olivolja

1 hackad lök

1 selleri med blad, hackad

1 hackad morot

2 hackade vitlöksklyftor

1 zucchini, hackad

5 koppar grönsakssoppa

1 ¼ pund haricots verts, putsade och skurna i små bitar

2 medelstora mosade tomater

Havssalt och nymalen svartpeppar efter smak

1/2 tsk cayennepeppar

1 tsk oregano

1/2 tsk torkad dill

1/2 kopp Kalamata oliver, urkärnade och skivade

Adresser

Hetta upp oliverna i en tjockbottnad gryta på medelhög värme. Fräs nu lök, selleri och morot i cirka 4 minuter eller tills grönsakerna är mjuka.

Tillsätt vitlöken och zucchinin och fortsätt fräsa i 1 minut eller tills det doftar.

Tillsätt sedan grönsaksbuljong, gröna bönor, tomater, salt, svartpeppar, cayennepeppar, oregano och torkad dill; jäsa. Sänk genast värmen och låt koka i ca 15 minuter.

Servera i individuella skålar och servera med skivade oliver. Att tycka om!

Morotskräm

(Färdig på cirka 30 minuter | För 4 personer)

Per portion: Kalorier: 333; Fetter: 23g; Kolhydrater: 26g; Proteiner: 8,5 g

Ingredienser

2 matskedar sesamolja

1 hackad lök

1 ½ pund morötter, putsade och hackade

1 hackad palsternacka

2 hackade vitlöksklyftor

1/2 tsk currypulver

Havssalt och cayennepeppar efter smak

4 koppar grönsakssoppa

1 kopp fullfet kokosmjölk

Adresser

Hetta upp sesamoljan i en tjockbottnad gryta på medelhög värme. Fräs nu lök, morot och palsternacka i cirka 5 minuter, rör om då och då.

Tillsätt vitlöken och fortsätt fräsa i 1 minut eller tills den doftar.

Tillsätt sedan currypulver, salt, cayennepeppar och grönsaksbuljong; koka snabbt. Sänk värmen omedelbart och låt koka i 18 till 20 minuter.

Mosa soppan med en stavmixer tills den är slät och krämig.

Häll tillbaka den purerade blandningen i grytan. Tillsätt kokosmjölken och fortsätt koka tills den är genomvärmd eller ca 5 minuter till.

Häll upp i fyra skålar och servera varma. Att tycka om!

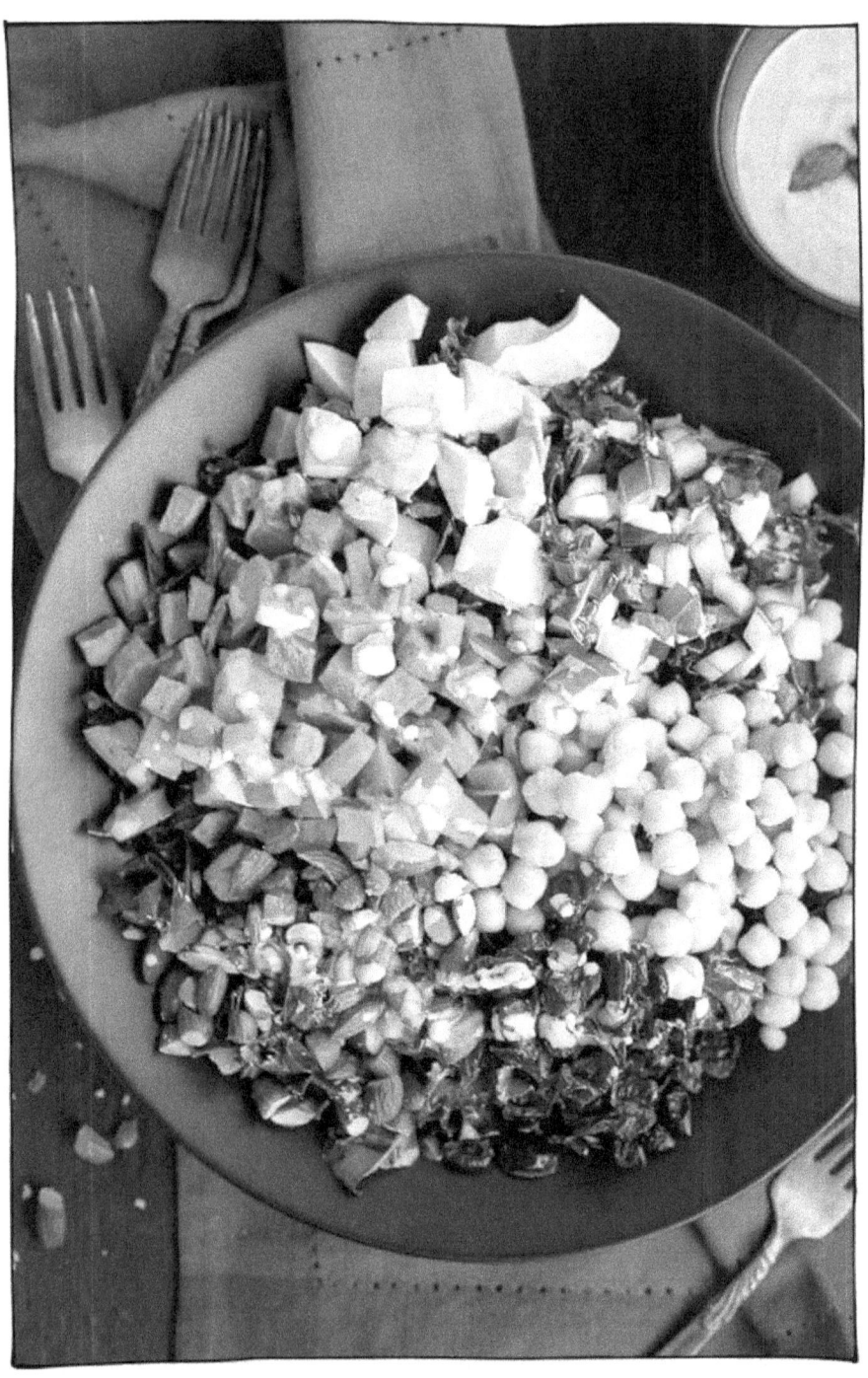

Nonna italiensk pizzasallad

(Färdig på cirka 15 minuter + kylningstid | För 4 måltider)

Per portion: Kalorier: 595; Fetter: 17,2g; Kolhydrater: 93g; Proteiner: 16g

Ingredienser

1 pund makaroner

1 kopp marinerad svamp, skivad

1 kopp druvtomater, halverade

4 matskedar hackad gräslök

1 tsk finhackad vitlök

1 italiensk paprika, skivad

1/4 kopp extra virgin olivolja

1/4 kopp balsamvinäger

1 tsk torkad oregano

1 tsk torkad basilika

1/2 tsk torkad rosmarin

Havssalt och cayennepeppar efter smak

1/2 kopp svarta oliver, skivade

Adresser

Koka pastan enligt anvisningarna på förpackningen. Häll av och skölj pastan. Låt svalna helt och överför sedan till en salladsskål.

Tillsätt sedan de återstående ingredienserna och blanda tills makaronerna är väl belagda.

Smaka av och justera kryddorna; kyl pizzasalladen tills den ska användas. Att tycka om!

Gyllene krämig grönsakssoppa

(Färdig på cirka 45 minuter | För 4 personer)

Per portion: Kalorier: 550; Fetter: 27,2g; Kolhydrater: 70,4g; Proteiner: 13,2 g

Ingredienser

2 matskedar avokadoolja

1 hackad gul lök

2 Yukon Gold-potatisar, skalade och tärnade

2 pund pumpa, skalad, kärnad och tärnad

1 palsternacka, putsad och skivad

1 tsk ingefära och vitlökspasta

1 tesked gurkmejapulver

1 tsk fänkålsfrön

1/2 tsk chilipulver

1/2 tsk pumpapajkrydda

Kosher salt och mald svartpeppar, efter smak

3 koppar grönsakssoppa

1 kopp fullfet kokosmjölk

2 matskedar frön

Adresser

Hetta upp oljan i en tjockbottnad kastrull på medelhög värme. Fräs nu lök, potatis, butternutsquash och palsternacka i cirka 10 minuter, rör om då och då för att säkerställa en jämn tillagning.

Tillsätt ingefära och vitlökspasta och fortsätt fräsa i 1 minut eller tills det är aromatiskt.

Tillsätt sedan gurkmejapulver, fänkålsfrön, chilipulver, pumpapajkrydda, salt, svartpeppar och grönsaksbuljong; jäsa. Sänk genast värmen och låt koka i ca 25 minuter.

Mosa soppan med en stavmixer tills den är slät och krämig.

Häll tillbaka den purerade blandningen i grytan. Tillsätt kokosmjölken och fortsätt koka tills den är genomvärmd eller ca 5 minuter till.

Servera i separata skålar och garnera med pepitas. Att tycka om!

www.ingramcontent.com/pod-product-compliance
Lightning Source LLC
Chambersburg PA
CBHW071852110526
44591CB00011B/1387